孕产妇饮食
这样吃就对了

主编 于雅婷 刘伟玲

U0336996

江苏凤凰科学技术出版社　凤凰含章

图书在版编目（CIP）数据

孕产妇饮食这样吃就对了 / 于雅婷，刘伟玲主编
. -- 南京：江苏凤凰科学技术出版社，2016.1（2016.5 重印）
（含章·食在好健康系列）
ISBN 978-7-5537-4527-5

Ⅰ.①孕… Ⅱ.①于… ②刘… Ⅲ.①孕妇 – 营养卫
生②产妇 – 营养卫生 Ⅳ.① R153.1

中国版本图书馆 CIP 数据核字 (2015) 第 102737 号

孕产妇饮食这样吃就对了

主　　　　编	于雅婷	刘伟玲
责 任 编 辑	樊　明	葛　昀
责 任 监 制	曹叶平	周雅婷

出 版 发 行	凤凰出版传媒股份有限公司
	江苏凤凰科学技术出版社
出版社地址	南京市湖南路 1 号 A 楼，邮编：210009
出版社网址	http://www.pspress.cn
经　　　销	凤凰出版传媒股份有限公司
印　　　刷	北京旭丰源印刷技术有限公司

开　　　本	718mm×1000mm　1/16
印　　　张	16
字　　　数	400 000
版　　　次	2016年01月第1版
印　　　次	2016年05月第2次印刷

标 准 书 号	ISBN 978-7-5537-4527-5
定　　　价	39.80元

图书如有印装质量问题，可随时向我社出版科调换。

优生优育，从饮食开始

——孕产妇饮食这样吃就对了

怀孕期间，胎儿生长发育所需的一切营养都要由母体提供。如果母体营养不足或营养过剩，都会影响腹中胎儿的健康。在孩子顺利出生后，处于婴儿时期的宝宝的营养主要来自母乳，所以孕产妇和哺乳期妇女的健康水平与营养状况直接决定胎儿和婴儿的生长发育状况。

那么，对孕妇或产妇来说，哪些食物能吃？怎样吃才健康？这些问题对母体和孩子一生的健康都有很大的影响。本书重点针对这些问题，根据每个阶段孕产妇的一般特点，分别列举了食物的健康吃法，让不同孕育阶段的妇女都能找到适合自己的营养吃法。

在备孕阶段，我们详细介绍了优质备孕的营养吃法，通过图文并茂的方式，深入浅出地介绍备孕妈妈应补充的食物、营养素以及应改变的坏习惯，让备孕妈妈全方位地了解自己该怎样吃。

在十月怀胎阶段，我们首先根据每个阶段孕妇的生理特点和胎儿的发育特点，说明当月的饮食方案，列出当月的一日食谱推荐，还通过"专家这样讲"版块告知孕妇当月要注意的事项，并配以精美、清晰的图片，即使是烹调知识并不丰富的孕妇们也能成功制作出符合胎儿发育特点的食物。

与此同时，我们还特别介绍了20种孕期明星营养素，如蛋白质、维生素E、DHA、钙、铁等，详细分析每种营养素的功效、对孕妇的作用，列举了含量较高的食物来源，并清晰明了地标出每种营养素的最佳摄取量以及补充该营养素时应注意的事项，还通过两个制作步骤详细、诱人的菜谱图片，让孕妇对各种营养素的补充更有针对性和可操作性。

在产褥期阶段，我们贴心地为产妇推荐了产后一个月内的营养餐，重点介绍产后各周产妇的生理状况、饮食调养原则、护理提示，配备了有助于产妇哺乳或恢复身体的精美菜肴。为了更易操作，我们还设置了产褥期宜吃的主食、汤羹、菜肴、饮品等内容，让每一位产妇都能找到自己喜爱的饮食方式。除此之外，我们还特制了专题：催乳调养方、恢复调养方、顺产饮食方案、剖宫产饮食方案，使有不同需要的产妇通过饮食促进母婴健康。

最后，本书还根据孕产妇常见的病症，提供了安全有效的饮食健康调理方案。

我们殷切希望本书能对备孕妈妈、准妈妈及新手妈妈有所帮助。愿每一位孕产妇都能健康快乐地度过孕产期，都能拥有一个健康、聪明、活泼又可爱的宝宝。

目录

这样备孕，宝宝健康聪明

第一章

第五章

十一种孕产期常见病的调理

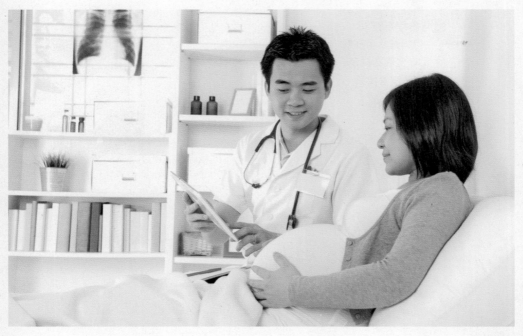

阅读导航

通过阅读导航，读者对本书各章节的部分功能、特点能有更清晰的了解，有助于提高阅读效率。

主打功效
以最简单明了的方式标注食材对孕妇健康的作用。

食材解读
以牵线图解的方式注解食材，便于读者掌握食物概况。

食材提醒
全面介绍食物的食疗功效、选购保存、特别提示以及最佳搭配情况。

优选食疗方推荐
介绍适合孕产妇的食谱，图文并茂，手把手教读者做菜。

鳜鱼

补虚解乏
益胃固脾

● 热量
117千卡/100克

● 性味
性平，味甘

● 主打营养素
蛋白质、多种矿物质、维生素

● 归经
归脾、胃经

适用量：每次食用80克为宜。

鳜鱼中富含蛋白质、维生素A、钙、磷、锌等多种营养素，能增强孕妇免疫能力。孕产妇常食鳜鱼，可起到补五脏、益精血、健体的作用。

食疗功效
鳜鱼有补气血、健脾胃之功效，可强身健体、延缓衰老。鳜鱼的肉和胆还具有一定的药用价值，可帮助孕吐反应严重的孕妇改善胃口。

选购保存
优质的鳜鱼眼球凸出，角膜透明，鱼鳃色泽鲜红、鳃丝清晰，鳞片完整有光泽、不易脱落，鱼肉坚实、有弹性。将鱼处理干净后，放入冰箱冷藏即可。

特别提示　鳜鱼以肉质细嫩丰满者为佳。

这样搭配最健康

鳜鱼+白菜＝增强造血功能，预防孕妇贫血

孕期优选食疗方推荐

吉祥鳜鱼

主料 鳜鱼1条，西蓝花100克。

辅料 盐、酱油、淀粉、葱丝各适量。

做法
1. 将鳜鱼处理干净，切成片（保留头尾），以盐、淀粉上浆备用。
2. 西蓝花掰成小朵，清洗干净，焯水摆盘；鳜鱼头、尾入蒸锅蒸熟，摆在西蓝花上。
3. 鱼片入沸水锅中氽熟，倒在西蓝花上，调入酱油，撒上葱丝即可。

功效解读 孕妇食用鳜鱼，既可以补气血又可以益虚劳。再加上维生素含量丰富的西蓝花，不仅色泽诱人，而且营养滋补之效更佳。

78 孕产妇饮食这样吃就对了

对症解读

介绍与食材有关的常识，便于读者对该食材的营养情况有更清晰的了解。

- **热量**
52 千卡 /100 克

- **性味**
性凉，味甘、微酸

- **主打营养素**
钾、苹果酸、维生素 C

- **归经**
归脾、肺经

食用1个为宜。

吃苹果可消除妊娠呕吐，并补充维生素 C 等营养素，其中苹果所含的钾、电解质平衡，防止因频繁呕吐而引起酸中毒。

师、健胃、生津、止渴、止泻、消食、能，非常适合孕妇食用。苹果含、常吃可缩短排便时间，能够减

解孕妇呕吐、水肿等多种妊娠反有孕期吃苹果，将来宝宝皮肤白果皮光洁、颜色艳丽的苹果。

营养成分（每100克含量）

营养素	含量	营养素	含量
蛋白质	0.20克	脂肪	0.20克
碳水化合物	12.3克	膳食纤维	1.20克
维生素 A	3微克	维生素 B₁	0.06毫克
维生素 B₂	0.02毫克	维生素 C	4毫克
维生素 E	2.12毫克	钙	4毫克
锌	0.19毫克	铁	0.60毫克
钾	119毫克		

孕期优选食疗方推荐

菠萝桃汁

个，菠萝300克，桃子1个。
适量。

、苹果、菠萝去皮并清洗干净，入盐水中浸泡。
果、菠萝一起放入榨汁机中，榨加入柠檬汁，搅拌均匀即可。
果含有丰富的锌，可以促进胎儿苹果所含的丰富的膳食纤维可促孕妇便秘；菠萝可补脾胃、益气B族维生素，可促进胎儿发育。

营养成分表

以表格的形式，一目了然地呈现食材的主要营养成分，便于孕妇补充其所需的营养素。

十月怀胎同步营养全指导

在"十月怀胎同步营养全指导"这一章，全面介绍了整个妊娠期孕妇的营养需求情况，指导孕妇在适合的妊娠期吃合适的食物。

孕妇所需的二十种营养素

本章针对孕妇的健康情况和胎儿的发育特点，精心挑选出 20 种明星营养素，让孕妇的进补更有针对性。

十一种孕产期常见病的调理

孕产妇体质较为特殊，本章就孕产妇在妊娠期和产褥期易得的 11 种疾病提出有针对性的调理方案，使其轻松平安地度过该时期。

孕妇在不同妊娠阶段的健康状况和营养需求处于一个动态变化的过程，孕妇要及时关注自身指标或症状，学会判断自己妊娠期的健康及营养情况，从而有针对性地进行饮食调养。

孕期体重增长表	
孕1~3月	共增加1~2千克
孕4~6月	每周增加约0.4千克，共增加约4.8千克
孕7~10月	每周增加约0.5千克，共增加约8千克

如果孕期体重增长与此表数据相差不大，无须担心；如果增加过多，小心妊娠水肿或妊娠高血压；如果增加过少甚至停止增长，注意是否营养不足，或者羊水有问题，应及时送医检查。

不同孕周宫高标准					
孕周数	下限（厘米）	上限（厘米）	孕周数	下限（厘米）	上限（厘米）
孕20周	16	20.5	孕31周	25	31.5
孕21周	17	21.5	孕32周	26	32.5
孕22周	18	22.5	孕33周	27	33.5
孕23周	19	23.5	孕34周	27.5	34.5
孕24周	20	24.5	孕35周	28.5	35.5
孕25周	21	25.5	孕36周	29	36.5
孕26周	21.5	26.5	孕37周	29.5	37.5
孕27周	22.5	27.5	孕38周	30.5	38.5
孕28周	23	28.5	孕39周	31	38.5
孕29周	23.5	29.5	孕40周	32	38.5
孕30周	24	30.5			

宫高是判断子宫大小的重要数据，从孕20周开始，每周都要测宫高。如果宫高连续两周没有变化，孕妇要及时到医院检查。宫高低于正常值，表示胎儿发育迟缓，孕妇需要加强营养；若高于正常值，孕妇要控制营养摄入，并适当增加日常运动量。

不同孕月腹围标准			
孕月	腹围下限（厘米）	腹围上限（厘米）	标准（厘米）
孕5月	76	89	82
孕6月	80	91	85
孕7月	82	94	84
孕8月	84	95	89
孕9月	86	98	92
孕10月	89	100	94

　　腹围和宫高的作用一样，都是间接了解胎儿生长发育情况的依据，通常与宫高配合一起测量。腹围低于正常值，说明胎儿可能发育迟缓，孕妇需要补充营养；若高于正常值，孕妇需要控制饮食。

🔍 **营养素需求检测**

　　下表中每种营养素的缺乏表现各代表 1 分，有些表现症状出现不止 1 次，说明该症状是多种营养素缺乏的表现。红色字体的缺乏表现出现一次代表 2 分。每种营养素最高分 10 分。孕妇根据自身情况，将所得分值填在横线内。一种营养素的总分越高，说明孕妇对该种营养素的需求越大，应适当增加这种营养素的摄入。

　　注：由于某些特殊营养素，人体需求量较少，所以在现有分值基础上要加一定的分值，所得结果才是最后得分。这些营养素及其分值分别是：叶酸 +2、维生素 B_{12}+2、维生素 D+1、钙 +2、锌 +2、膳食纤维 +2。

营养元素	缺乏表现	得分
维生素A	易感冒 皮肤干燥 头皮屑多 易患呼吸道感染 骨质过度增殖 腹泻 夜间视物不清 痤疮	
维生素B_1	肌肉松弛 眼睛疼 易怒 注意力难集中 记忆力差 便秘 脚气 易怒 手脚部刺痛 胃痛	
维生素B_2	眼睛充血 对光线敏感 头发干枯或过油 口腔溃疡 湿疹 皮炎 指甲开裂 嘴唇干	
叶酸	嘴唇干 湿疹 焦虑 记忆力差 精力差 抑郁 食欲不佳 胃痛 有白头发	
维生素B_{12}	湿疹或皮炎 口腔对冷热敏感 易怒 焦虑 精力差 便秘 肌肉松弛 肤色苍白 发质差	
维生素C	易感冒 精力差 易感染 牙龈出血 牙龈过敏 流鼻血 红疹	
维生素D	关节疼 骨质疏松 背部疼 龋齿 脱发 抽筋或痉挛 骨质差	
维生素E	精力差 易皮下出血 静脉曲张 性欲低下 皮肤缺乏弹性 伤口愈合慢 先兆流产 黄褐斑	
钙	抽筋或痉挛 神经过敏 关节疼 龋齿 高血压	
铁	舌头疼 肤色苍白 疲劳 情绪低落 食欲不振	
锌	味觉差 嗅觉差 指甲有白斑 痤疮	
膳食纤维	便秘 痔疮 色斑 胀气 龋齿 食欲不佳	

第1周
孕妇反应：没有异常感觉
胎儿发育：为受精作准备
专家提醒：控制盐摄入
孕期营养：补充叶酸、维生素、钙

第2周
孕妇反应：没有异常感觉
胎儿发育：迎接排卵期
专家提醒：保持休息充分
孕期营养：补充钙、维生素、叶酸

第3周
孕妇反应：感觉疲惫或无异常感觉
胎儿发育：已经受精
专家提醒：不要随便吃药
孕期营养：补充钙、维生素、叶酸

第4周
孕妇反应：没有异常感觉，或出现着床腹痛
胎儿发育：像小松子大小
专家提醒：不要剧烈运动
孕期营养：每天补充叶酸1毫克

第5周
孕妇反应：出现早孕反应
胎儿发育：像苹果籽大小
专家提醒：戒酒，慎服药
孕期营养：吃喜欢的食物

第6周
孕妇反应：乳房胀痛、变软，易困
胎儿发育：像蚕豆大小
专家提醒：警惕宫外孕
孕期营养：正常饮食，补充营养

第7周
孕妇反应：易饿，易激动
胎儿发育：如桑葚大小
专家提醒：预防早期流产
孕期营养：正常饮食

第8周
孕妇反应：子宫增大
胎儿发育：生长迅速
专家提醒：洗澡时间不宜长
孕期营养：多吃有助于大脑发育的食物

第9周
孕妇反应：呕吐，乏力
胎儿发育：生殖器官开始发育了
专家提醒：不喝刺激性饮料
孕期营养：补充多种营养素

第10周
孕妇反应：情绪波动大
胎儿发育：如扁豆荚大小
专家提醒：去医院做产检
孕期营养：不要挨饿，少食多餐

第11周
孕妇反应：出现妊娠纹
胎儿发育：长出手指甲、毛发等
专家提醒：预防感冒
孕期营养：补充奶类、蛋类、豆类、坚果类等食物

第12周
孕妇反应：乳房继续膨胀
胎儿发育：初具人形
专家提醒：预防头晕眼花
孕期营养：维生素、矿物质要摄入充足

第13周
孕妇反应：腹部隆起
胎儿发育：脸形更像成人了
专家提醒：可进行性生活
孕期营养：食欲增加，开始适当进补

第14周
孕妇反应：体重增加
胎儿发育：会吃手指了
专家提醒：不要提重物
孕期营养：补充蛋白质、维生素、铁、膳食纤维

第15周
孕妇反应：出现胎动
胎儿发育：胎儿会打嗝了
专家提醒：适当增加运动
孕期营养：适当进补

第16周
孕妇反应：胎动明显
胎儿发育：像梨子大小
专家提醒：预防静脉曲张
孕期营养：补铁、补血

第17周
孕妇反应：行动不便，重心变化
胎儿发育：心跳开始有力
专家提醒：有计划地胎教
孕期营养：摄入充足的营养素，多吃水果、坚果

第18周
孕妇反应：可以做B超了
胎儿发育：可看出性别了
专家提醒：不要补益过量
孕期营养：补充矿物质

第19周	第20周	第21周	第22周
孕妇反应：子宫底部每周升高1厘米 胎儿发育：会吞羊水 专家提醒：护理乳房 孕期营养：不挑食，吃得全面些	孕妇反应：易疲劳乏力、腰痛 胎儿发育：进入平稳期 专家提醒：保持清洁 孕期营养：饮食均衡	孕妇反应：食欲大增 胎儿发育：能看见眉毛和眼睑了 专家提醒：不要盲目吃维生素片 孕期营养：不偏食	孕妇反应：上楼困难 胎儿发育：牙齿开始发育了 专家提醒：预防贫血 孕期营养：多吃富含蛋白质、DHA的食物

第23周	第24周	第25周	第26周
孕妇反应：子宫扩大到肚脐上方 胎儿发育：听到声音了 专家提醒：谨慎用药 孕期营养：根据体重调整饮食量	孕妇反应：出现妊娠斑、妊娠纹 胎儿发育：胎动规律 专家提醒：预防妊娠期糖尿病 孕期营养：补充纤维素	孕妇反应：眼睛易干、易流泪 胎儿发育：味蕾形成 专家提醒：防水肿 孕期营养：控制盐分	孕妇反应：呈现标准孕妇体形 胎儿发育：对声音敏感 专家提醒：防胆汁淤积 孕期营养：营养全面

第27周	第28周	第29周	第30周
孕妇反应：体重开始迅速增加 胎儿发育：眼睛会睁开和闭合 专家提醒：关注羊水 孕期营养：控制盐分	孕妇反应：假宫缩 胎儿发育：会对听到的声音给予回应 专家提醒：监护胎心 孕期营养：多吃些五谷杂粮	孕妇反应：水肿 胎儿发育：器官基本发育完全 专家提醒：睡眠充足 孕期营养：适当节食	孕妇反应：呼吸困难 胎儿发育：体形已经接近新生儿 专家提醒：注意清洁 孕期营养：控制饮食，预防巨大儿

第31周	第32周	第33周	第34周
孕妇反应：体重增加明显，身体重心前移 胎儿发育：会将头转向光源 专家提醒：准备待产包 孕期营养：控糖、盐	孕妇反应：疲累 胎儿发育：胎动减少 专家提醒：预防早产 孕期营养：少吃多餐，不要空腹	孕妇反应：水肿 胎儿发育：为出生做准备了 专家提醒：学分娩技巧 孕期营养：摄食量少但营养丰富的食物	孕妇反应：呼吸顺畅 胎儿发育：已经接近新生儿了 专家提醒：关注胎位 孕期营养：增加钙、铁、维生素的摄入

第35周	第36周	第37周	第38周
孕妇反应：身体沉重 胎儿发育：基本发育完全了 专家提醒：预防便秘 孕期营养：饮食要营养有度	孕妇反应：尿频，下腹有坠胀感 胎儿发育：头部下降到骨盆边缘 专家提醒：谨防出血 孕期营养：饮食清淡	孕妇反应：宫颈扩大 胎儿发育：练习呼吸 专家提醒：预防感染 孕期营养：每天摄入80~100克蛋白质	孕妇反应：水肿严重 胎儿发育：足月儿 专家提醒：了解产程 孕期营养：控制碳水化合物的摄入

第39周	第40周		
孕妇反应：心情烦躁 胎儿发育：体重继续增加，随时准备出生 专家提醒：准备生产 孕期营养：补充维生素、矿物质	孕妇反应：心情紧张 胎儿发育：将要出生 专家提醒：预防胎盘早剥和宫内窘迫 孕期营养：补充能量		

女人怀孕以后，体质下降，一些细菌和病毒容易侵入，稍不小心即会患上某些疾病。治病就要吃药，但药物对胎儿影响甚大，易增加其致畸率，因此孕期用药须谨慎。

孕妇用药原则

1. 任何药物（包括中草药、中成药）的应用都必须得到医生的同意，并在医生的指导下使用。

2. 在孕期必须用药时，应尽可能选择对胎儿无损害或影响最小的药物，病愈或基本痊愈后要及时停药。

3. 切忌自己滥用药物或听信所谓的"秘方""偏方"，以防发生意外。

4. 在妊娠前3个月内尽可能地避免用药，但不包括必需的治疗药物。

5. 在遵循上述用药原则的基础上，应把药物应用的剂量、种类、时间等减到最少。

6. 如因病情和治疗需要而必须长期使用某种药物，而该药又会导致胎儿畸形时，则应果断终止妊娠。

孕期不宜用的中药

○ **毒草药：** 如乌头、附子、天雄、野葛、羊踯躅、南星、大戟、芫花、常山等。

○ **破血药：** 如桃仁、牛膝、干漆、茜根、牡丹皮、瞿麦、三棱、红花、苏木等。

○ **吐下滑利药：** 如藜芦、巴豆、牵牛、皂荚、葵子等。

○ **辛温燥热药：** 如厚朴、半夏、肉桂、干姜等。

上述中药，有些应绝对禁用，如毒草药、破血药；有些加工后可以使用，如半夏、厚朴等，应视具体情况而定。

孕期不宜用的西药

○ **镇静催眠类药物：** 如巴比妥、苯巴比妥、安定、利眠宁等。

○ **吩噻嗪类精神药物：** 如各类抗精神病的药物。

○ **解热镇痛药物：** 如阿司匹林、消炎痛、舒林酸等。

○ **泻药：** 如硫酸镁、酚酞、液状石蜡等。

○ **抗凝血药物：** 如双香豆素等。

○ **激素类药物：** 如己烯雌酚、炔孕酮、炔雌醇、甲羟孕酮、甲睾酮、同化激素、肾上腺皮质激素、糖皮质激素以及胰岛素等。

孕期忌滥用补药

再好的补药也要经过人体代谢的过程，会增加肝肾负担，还有一定的副作用，因此都会给孕妇和胎儿带来不同程度的影响。有的孕妇服用了大量的蜂乳，导致严重腹泻，最终流产。常服人参蜂王浆、洋参丸、宫宝等，会损伤孕妇自身和其腹中胎儿。孕妇小腿抽筋，便常服维生素A、维生素D，结果会造成维生素A、维生素D过量，也会引起中毒。

孕妇体质偏热，滥服人参会导致孕妇血压升高、兴奋莫名、烦躁失眠。

很多药物成分都会通过母体的乳汁进入到婴儿体内，而婴儿的肝脏解毒功能差，即使是非常小的剂量，也会使婴儿产生药物中毒，尤其是早产儿。所以，哺乳期的妇女服药要慎重。

🔍 哺乳期用药原则

用药时，能局部用药的就不要全身用药；能用中药治疗的就不要用西药；能口服的就不要打针；能用老牌药品的就不要用刚研制出的新药。在服药时，应与医生商讨关于母乳喂养的相关问题。如果必须短时间内服用某些药物，且对婴儿的危害又较大，可暂停母乳喂养。若患有恶性肿瘤、精神病、甲亢等慢性或严重疾病，则应该停止母乳喂养。

☺ 哺乳期妇女不宜用的中药

麦芽	薄荷	大黄	番泻叶
佩兰	人参	干姜	附子

☹ 哺乳期妇女不宜用的西药

- ☒ **镇静药：** 长期服用此类药物之后若停药，会使婴儿出现停药反应，出现不安定、哭闹、抖动等症状。
- ☒ **抗凝药物：** 如阿司匹林、潘生丁，易引起婴儿出血，造成凝血机制障碍。
- ☒ **抗精神病药：** 这类药物会影响婴儿的智力发育，并损坏其肝脏。
- ☒ **避孕药：** 此类药物会使哺乳期妇女的乳汁分泌减少，影响乳汁的成分。

- ☒ **抗肿瘤药物：** 有恶性肿瘤的哺乳期妇女应停止哺乳，因为抗肿瘤药物会进入婴儿体内，抑制婴儿骨髓的生长发育，减少白细胞数量，可能还会使其致癌。哺乳期妇女久服此类药还会引起婴儿叶酸缺乏性贫血。
- ☒ **抗甲状腺药：** 如甲基硫氧嘧啶、他巴唑、D860等会抑制婴儿的甲状腺功能，影响其智力的发育。

第一章

这样备孕，
宝宝健康聪明

要想顺利地受孕，打好遗传基础，进行适合个人情况、有计划的孕前准备是必不可少的。就像播种粮食前，先要翻整土地、施基肥一样，夫妻双方应该做好各方面的准备，尤其是营养方面的准备。那么，备孕夫妻具体要做什么样的营养准备呢？备孕夫妻应吃什么？不应吃什么？本章将为您一一解答。

提前三个月开始备孕

备孕十分重要，应提前三个月就开始。备孕不当不仅影响孕育优质胎儿，还有可能造成畸形胎儿或胎儿染色体异常等严重后果。因此，有条件的应该通过全营养辨证施膳进行个性化体质调理，无条件的也应该按照本章认真准备。

🔍 备孕妈妈的准备

孕前应有意识地调整饮食结构，营养尽可能丰富，多注意对蛋白质、脂肪、矿物质、维生素和微量元素的摄取，多吃一些水产品、骨头汤、瘦肉、动物肝脏等。多吃新鲜蔬菜和水果，食用蔬菜的时候要清洗干净，水果要去皮。少吃或不吃腌制、腊制和罐头等加工食品。注意对各种维生素的补充，维生素对性器官的生长发育、受孕以及各种营养的代谢方面都起着至关重要的作用。比如，维生素 E 就能提高女子的生育能力，预防流产。此外，一定要补充叶酸。

🔍 备孕爸爸的准备

备孕爸爸要多吃具有提高精子质量作用的食物。在饮食方面多吃富含优质蛋白质的食物，如深海鱼虾、大豆、瘦肉、鸡蛋等。合理补充矿物质，多吃贝类的海产品、动物内脏、谷类胚芽、芝麻等；多吃含硒比较丰富的食物，如：海带、紫菜、墨鱼等。多吃水果和蔬菜，因为水果和蔬菜中含有大量男性生殖生理活动必不可少的维生素。比如维生素 A 和维生素 E 具有减慢性功能衰退、有助于精子生成、提高精子活性等效果。另外，要注意摄取适量脂肪。

🔍 夫妻孕前要进行一次优生咨询

父母的遗传基因对胎儿的生长发育有着很大的影响。如果夫妻二人有家族遗传病史，在准备受孕之前，备孕夫妻最好到医院找专业的医师做一次全面的优生咨询，尤其是优生遗传咨询，确保能够孕育出最健康的宝宝。

有以下情形的备孕夫妻尤其要向医生做好咨询工作，以免自身存在着不利妊娠的状况却不自知，从而给自己和家人都带来伤害。

1. 年龄在 35 岁以上的高龄妇女。

2. 有做过流产手术，或者习惯性流产，或生产过死胎等不良生育史。

3. 曾经孕有或生产过先天性畸形的胎儿或痴呆儿。

4. 家族直系亲属中出现过染色体变异的，或者有与染色体相关的遗传性疾病的患者，比如血友病等。

5. 经常接触放射性物质，或者化学毒物。

受孕前，备孕夫妻要进行专业的孕前咨询。

补充叶酸

叶酸是促进胎儿神经系统和大脑发育的重要物质。备孕妈妈补充叶酸可以有效防止胎儿神经管畸形，还可降低眼、口唇、腭、胃肠道、心血管、骨骼等的畸形率。为了让宝宝健康发育，备孕妈妈应该在受孕前 3 个月开始补充叶酸，直至妊娠结束。

叶酸是一种 B 族维生素，是胎儿生长发育中不可缺少的营养素。它对细胞的分裂、生长及核酸、氨基酸、蛋白质的合成起着重要的作用。研究发现，怀孕前 3 个月开始每天服用 400 微克的叶酸，新生儿神经管缺陷（NTDs）的发生概率可降低 70%。怀孕初期每天服用 400 微克叶酸，新生儿唇裂的发生概率大幅度降低。若不注意孕前与孕期叶酸的补充，会影响胎儿大脑和神经管的发育，有可能造成神经管畸形，严重者可致脊柱裂或致无脑畸形儿。

孕前叶酸的摄取方法：首先通过食补来摄取，在膳食结构中多安排动物肝脏、绿叶蔬菜等叶酸含量比较丰富的食物。在食补的基础上，每天可补充 0.4 毫克斯利安叶酸增补剂，以弥补食物中叶酸摄入的不足。

备孕夫妻同补叶酸：除了备孕妈妈要补充叶酸外，备孕爸爸补充叶酸也很必要。如果孕前备孕爸爸缺乏叶酸，容易导致精液浓度降低，精子活力减弱，而且精液中携带的染色体数量容易发生异常。

孕前叶酸的补充有讲究：叶酸性质不稳定，遇热、光易失去活性，若不讲究摄取方法，真正摄入人体的叶酸实在有限。为了避免叶酸的流失，备孕夫妻要尽量吃新鲜蔬菜，因为储藏两三天之后的蔬菜，叶酸损失高达 50% ~ 70%。尽量不要用煲汤的方式烹饪食物，否则食物中的叶酸会损失 50% ~ 95%。最好不要吃盐水浸泡过的蔬菜，叶酸丢失也较多。如果仍不能保障叶酸的摄取量，必要时可补充叶酸制剂、叶酸片或多种维生素片。

备孕夫妻都要适量补充叶酸。

富含叶酸的食物

天然的叶酸主要存在于动植物类食品中，如动物肝脏中。另外，酵母、绿叶蔬菜中叶酸的含量也比较多。由于叶酸性质不稳定，所以孕妇每天都要吃富含叶酸的食物。

含叶酸食物类别	食物推荐
蔬菜类	莴笋、菠菜、油菜、口蘑、扁豆、龙须菜、胡萝卜、番茄、小白菜等
水果类	橘子、香蕉、草莓、酸枣、石榴、葡萄、桃、杏、梨、柠檬、山楂、猕猴桃等
动物性食品	动物肝脏、动物肾脏、禽肉及蛋类
坚果类	核桃、松子、杏仁、板栗等
豆类	黄豆、黑豆、绿豆及豆制品等
谷物类	全麦面粉、面包、面条、大米等

在备孕期间，备孕妈妈要先进行体检，查看自己是否贫血，以免怀孕后发现贫血影响胎儿的生长发育。除此之外，备孕妈妈还要明确自己体内是否有毒素，先排毒再怀孕，避免孕后蓄积在体内的毒素影响胎儿发育。

在孕期，很多孕妇会出现贫血现象，所以对于备孕妈妈来说，补血很重要。生活中有很多食物都具有补血的功效，多吃这些食物有助于使人气血充足。

常见补血食物

备孕妈妈补血食补策略

瘦肉	菠菜
瘦肉中含有丰富的铁质和B族维生素	菠菜含铁质相当丰富，是补血蔬菜中的重要成员
黑豆	黄花菜
黑豆可以乌发、生血，吃法也多种多样，孕妇可以食用黑豆煮乌鸡	黄花菜含铁量大，还含有维生素A、维生素B$_1$、维生素C以及蛋白质等，还有利尿和健胃的作用
胡萝卜	桂圆
胡萝卜富含β-胡萝卜素，补血功能极佳。可用胡萝卜煮汤等	桂圆富含铁质、维生素A、B族维生素和葡萄糖、蔗糖等，对贫血引起的健忘、心悸、神经衰弱等症具有防治作用

🔍 五脏排毒

很多备孕妈妈想在最佳受孕季节孕育一个小宝宝，以为吃得胖胖的就更健康。其实，大吃大喝很容易造成食物中的毒素在体内积聚，对人体健康造成伤害。而且人体每天都会通过呼吸、皮肤接触等方式从外界摄入有毒物质，毒素在机体内日久天长地蓄积，就会对健康造成危害。所以，在受孕之前，应该先考虑如何把身体里的毒素尽可能地排出体外。

❯ 心脏排毒： "吃苦"排毒。首推莲子心，它味苦，可以发散心火，虽然有寒性，但不会损伤人体的阳气，所以一向被认为是最好的化解心脏热毒的食物。可以用莲子心泡茶，不妨再加些竹叶或生甘草，能增强莲子心的排毒作用。

❯ 肝脏排毒： 吃青色的食物。按中医五行理论，青色的食物可以通达肝气，起到很好的疏肝、解郁、缓解情绪的作用，属于帮助肝脏排毒的食物。中医专家推荐青色的橘子或柠檬，连皮做成青橘果汁或青柠檬水，直接饮用即可。

❯ 脾脏排毒： 吃酸有助脾脏排毒。例如乌梅、醋，是化解食物中毒素的最佳食品，可以增强肠胃的消化功能，使食物中的毒素在最短的时间内被排出体外。同时，酸味食物还具有健脾的功效，是很好的抗毒食品。

❯ 肺脏排毒： 肺脏排毒食品首推百合。百合可提高肺脏的抗毒能力。肺脏向来不喜欢燥气，在燥的情况下，容易导致毒素积累。口蘑、百合有很好的养肺滋阴的功效，可以助肺脏抗击毒素。食用时加工时间不要过长，否则百合中的汁液会减少，防毒效果会大打折扣。

❯ 肾脏排毒： 肾脏排毒食品首推山药。山药虽然可以同时滋补很多脏器，但最终还是以补肾为主，经常吃山药可以增强肾脏的排毒功能。拔丝山药是一种很好的菜品，能增强补肾抗毒的功效，适合备孕妈妈。

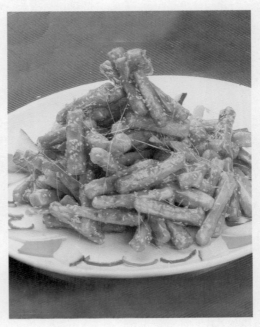

备孕妈妈优选食物

1. 动物血。猪、鸭、鹅、鸡等动物血液中的血红蛋白被人体的胃液分解后，能够与入侵人体的烟尘、重金属发生反应，提高淋巴细胞的吞噬功能，同时具有补血作用。

2. 鲜蔬果汁。鲜蔬果汁中含有丰富的生物活性物质，可以阻断亚硝胺对人体的损害，还能改变人体血液的酸碱度，有利于防病排毒。

3. 海藻类。海带、紫菜等含有丰富的胶质，可以促进人体内的放射性物质随大便排出体外，可以减少放射性疾病的发生。

4. 豆芽。豆芽含有多种维生素，可以清除人体内的致畸物质，促进性激素的生成。

备孕妈妈宜忌的食物

备孕妈妈宜吃食物

南瓜

南瓜富含维生素A，能加快细胞分裂的速度，刺激新细胞的生长。南瓜中的钴还能活跃人体的新陈代谢，促进造血

黑木耳

黑木耳中所含的铁有补血、活血的功效，能有效预防缺铁性贫血

鹌鹑

鹌鹑肉含有多种无机盐、卵磷脂、激素和多种人体必需的氨基酸，可有效降低血糖、血脂，预防妊高症

草鱼

草鱼含有丰富的蛋白质，可供给人体必需的氨基酸；还富含锌元素及多种维生素，可增强体质

三文鱼

三文鱼含有丰富的不饱和脂肪酸，可促进胎儿发育、预防产妇产后抑郁，同时还可以控制孕产妇的体重

虾

虾中含有丰富的蛋白质和钙，可为人体提供能量，有维持牙齿和骨骼健康的作用，能使身体更强壮

猕猴桃

猕猴桃含有丰富的维生素C，能预防糖尿病引起的心脑血管疾病以及感染性疾病，还可调节糖代谢

山药

山药具有健脾益肾、补精益气、提高免疫力的作用。山药还含有较为丰富的碳水化合物，可平衡血糖、保肝解毒

备孕妈妈忌吃食物

烤牛羊肉

烤牛羊肉内往往带有弓形虫，人食后，感染的弓形虫可通过子宫感染给胎儿，引发胎儿畸形

酸菜、泡菜

酸菜、泡菜中含有微量亚硝胺及防腐剂、调味品、色素等大量对人体不宜的化学物质，有致畸作用

浓茶

若备孕妈妈摄入浓茶会导致雌激素分泌减少，从而对卵巢的排卵功能产生不利影响，使得受孕概率降低

咖啡

咖啡中的咖啡因会改变女性体内雌、孕激素的比例，降低受孕概率

酒

酒中的酒精会损害生殖细胞，使精、卵发育不健全。而且酒后受孕可造成胎儿发育迟缓，发生胎儿畸形的可能性也较大

辣椒

辣椒中含有麻木神经的物质，会对胎儿的神经发育造成影响

花椒

花椒易引起上火气滞、胃痛、肠道干燥、痔疮、便秘，肠道发生秘结后，易造成胎儿不安、自然流产、早产

胡椒

胡椒是热性的食物，易引起人的消化功能紊乱，对孕妇和胎儿的健康均有不利的影响

维生素 调节机体代谢

　　人体对维生素的需求虽然很少，但维生素却是人体代谢必不可少的营养物质，在人体内起着促进生长、代谢、发育的作用。一旦缺乏，就会引发相应的维生素缺乏症，不利于夫妻备孕。有些维生素，如维生素 E，有"生育酚"之称，还是促进性激素分泌、增强精子活力、提高女子生育能力的必备品。再如叶酸，更是备孕妈妈不可少的维生素。

最佳食物来源		
种类	食物来源	最佳食材
维生素 A	动物肝脏	猪肝、羊肝
维生素 B_1	谷类食品	小麦、大米（碾磨精度不宜过度）
维生素 B_2	动物性食品	牛奶、猪肝、蛋黄、鳝鱼
维生素 B_6	谷物类	米糠、大米
叶酸	新鲜蔬果	莴笋、菠菜、橘子、草莓、樱桃
	坚果及豆类	核桃、腰果、板栗、豆制品
	动物性食品	猪肝、牛肉、羊肉、鸡肉、蛋黄
维生素 C	新鲜蔬果	樱桃、猕猴桃、番石榴、菜花
维生素 D	动物性食品	鸡肝、鸡蛋、大马哈鱼、金枪鱼
维生素 E	植物性食品	猕猴桃、莴笋、山药、核桃、芝麻、花生

矿物质 维持正常生理功能

　　矿物质是维持人体正常生理功能必需的营养素，更是构成机体组织的重要组成部分。如钙是构成骨骼、牙齿的组成部分，缺钙会导致骨骼或牙齿不坚固。铁是血红蛋白的重要组成部分，缺铁会使人体贫血，引发慢性病，甚至造成不孕。备孕妈妈不能忽视矿物质的补充。

最佳食物来源		
种类	最佳食材	每百克含量
铁	猪肝	23.2毫克
	猪血	8.7毫克
	牛肉	2.8毫克
钙	虾皮	991毫克
	牛奶	676毫克
	酸奶	118毫克
锌	小麦胚粉	23.4毫克
	牡蛎	9.39毫克
碘	海带	113.9毫克
	裙带菜	63.8毫克

备孕妈妈应补充的营养素

蛋白质　生命的物质基础

蛋白质是生命活动的物质基础，与生命活动密切相关，人体的每一个细胞（包括卵细胞）的组成部分都离不开蛋白质，缺乏蛋白质会营养不良。男子缺乏蛋白质，还会引起精子质量下降、精子活力降低，不利于备孕。

最佳食物来源		
食物来源	最佳食材	每百克含量
奶类	牛奶	3克
畜肉类	牛肉	17.8克
	猪肉	14.6克
禽肉类	鹌鹑肉	21.76克
	鸡肉	18.5克
	鸭肉	18.28克
蛋类	鹌鹑蛋	12.80克
	鸡蛋	12.56克
水产品类	青鱼	20.10克
	虾	18.6克
豆类	黄豆	36.49克
	黑豆	21.6克
坚果类	芝麻	19.10克
	核桃	15.23克

膳食纤维　维护消化系统健康

膳食纤维的重要性虽然不及蛋白质、维生素、矿物质，但对备孕妈妈来说，也是一种不可缺少的营养素。膳食纤维在保持消化系统健康上扮演着重要的角色，可以帮助清洁消化壁和增强消化功能，预防肠胃病。备孕妈妈摄取营养物质能力的强弱，可以说直接取决于膳食纤维。因此，为了增强孕前营养，膳食纤维也是备孕者必须补充的营养素。

最佳食物来源		
食物来源	最佳食材	每百克含量
五谷	黑豆	0.0152克
薯类	甘薯	1克
笋类	竹笋	1.8克
菌类	香菇	0.0033克
坚果类	杏仁	0.0122克
水果类	柿子	1.4克

备孕妈妈在怀孕前的一些饮食习惯可能会影响胎儿的健康发育和生长，所以备孕妈妈一定要改正自己的不良饮食习惯，以免因为自己的疏忽而造成不可估量的后果。

🔍 不宜吃火锅、烧烤

火锅和烧烤大多为肉类，肉类中的弓形虫、细菌往往不是短时间的加热能够消灭掉的，备孕妈妈感染了弓形虫后可能会造成流产、早产、死胎等现象。但是，吃一些蔬菜是可以的，只要注意不要选择具有刺激性的火锅底料和作料即可。

除了火锅、烧烤，备孕妈妈还需要远离咖啡性的饮料和食品，比如茶叶、巧克力、碳酸型饮料等，食用过量容易出现头痛、恶心、呕吐等中毒症状，增加妊娠并发症的发生率。

🔍 不宜偏食

有的备孕妈妈会特别偏爱吃某一种食物，属于偏食，不利于优生优育。胎儿所有的营养都需要母体来提供，只有母体营养充分，胎儿才能正常生长发育。有些备孕妈妈平时就有偏食、挑食的习惯，营养摄入不均衡，怀孕之后，妊娠反应较重，进食更少，更加缺乏营养。母体连自身的营养需要都不能保证，更不用说满足胎儿生长发育的需要了，严重时还会导致早产，使胎儿机体功能低下，或者发育受限、畸形，甚至流产或胎死宫内。有些即使足月生产，婴儿的体重也较同龄儿轻，长大后易患高血压、冠心病等疾病。

🔍 少吃刺激性食物

有的备孕妈妈偏爱吃辛辣刺激性食物，而辛辣物质会随着母体的血液循环进入胎儿体内，给胎儿带来不利的影响。刺激性太强的食物很容易消耗肠道的水分，使肠胃的分泌减少，造成肠道干燥，打乱正常的消化功能，导致肠胃不适、消化不良、便秘等。本来随着胎儿的生长，孕妇的消化功能就会受到影响，如果还保持着食用刺激性食物的习惯，不仅会加重孕妇消化不良的症状，还会影响胎儿的营养供给。所以，孕妇应该在准备受孕前3～6个月就停止食用刺激性食物。

🔍 不宜全吃素食

有些备孕妈妈担心身体发胖，平时多以素食为主，不吃荤食，怀孕后加上妊娠反应，就更不想吃荤食了，结果形成了全吃素食的不良习惯。其实，荤食大多含有一定量的牛磺酸，加上人体自身能合成少量的牛磺酸，因此饮食正常的人一般不会缺乏牛磺酸。孕妇对牛磺酸的需要量比平时要多，本身合成牛磺酸的能力又有限，如果全吃素食，久而久之，必然造成牛磺酸的缺乏。如果孕妇缺乏牛磺酸，胎儿出生后易患视网膜退化症，个别甚至会导致失明。因此，从外界摄取一定数量的牛磺酸十分必要。

🔍 少吃罐头食品

罐头食品既美味又方便，但是如果孕妇长期吃罐头食品，对自身和胎儿的健康有很大的影响。罐头食品在生产时加入了很多人工色素、香精、甜味剂等添加剂，如果是肉类的罐头，其中还有硝酸盐和亚硝酸盐等添加剂。亚硝酸盐能与蛋白质分解后所产生的胺类结合成具有强烈致癌作用的亚硝胺。此外，为延长保存期，罐头食品在制作过程中要加入防腐剂，经常食用对肝、肾均有损害，更有致畸的危险。

🔍 忌酒

酒中含有的酒精是最常见的致畸剂，会引起胎儿脑部结构发育异常，从而引发智力低下、性格异常等症状。酒精对孕妇的伤害是根据时间和酒量来计算的。在孕早期，即使是少量的饮酒也会造成极大的危害，因为此时是胎儿发育和各器官形成的重要时期，酒精对胎儿的大脑发育伤害极大，还有可能导致胎儿的心脏缺陷、手足残疾或者智力低下。如果在怀孕期间孕妇一直有酒精的摄入，那么就会很容易造成胎儿中枢神经系统功能失调和面部多发畸形综合征。

主食是最重要的食物，机体一天所需要的能量补充、脏器组织的自我修复和调节，都需要通过主食的摄入来完成。菜肴因食材搭配的多样化，所以包含的营养素种类相对较多，如各种矿物质、维生素、优质蛋白等，具备主食所不具备的营养功能。备孕妈妈要学会合理搭配。

增加营养的优选主食推荐

香蕉薄饼

主料 香蕉1根，面粉300克，鸡蛋1个。

配料 盐、葱花各4克，味精1克，油适量。

做法

1. 把鸡蛋打匀，放入捣成泥的香蕉，加水、面粉调成面糊。
2. 再放些葱花、盐、味精搅匀。
3. 锅烧热，放少许油，倒入适量面糊，摊薄，煎至两面金黄。

功效解读 香蕉不仅能提供丰富的营养，还能缓解紧张情绪，特别适合备孕妈妈和孕早期的女性食用。

玉米饼

主料 玉米面粉100克，小麦面粉、玉米仁各50克，胡萝卜30克，鸡蛋1个。

配料 盐2小匙，油适量。

做法

1. 将玉米面粉、小麦面粉、水倒入盆中拌成稀面糊。
2. 胡萝卜洗净切丁，和玉米仁一起倒入盆中，打入鸡蛋，撒盐，拌匀。
3. 油锅烧热，将拌好的面糊倒入，煎熟后即可食用。

功效解读 益脾和胃，润肤养颜，补充备孕妈妈所需的多种营养素。

增加营养的优选菜肴推荐

虾米白萝卜丝

主料 虾米50克，红椒1个，白萝卜350克。

配料 生姜1块，料酒10毫升，盐3克，鸡精2克，食用油适量。

做法

1. 将虾米泡涨；白萝卜洗净切丝；生姜洗净切丝；红椒洗净切小片待用。

2. 炒锅置火上，加水烧开，下白萝卜丝焯水，用漏勺捞起沥干水分。

3. 炒锅上火加入食用油，爆姜丝，下白萝卜丝、红椒片、虾米翻炒，放入调味料，炒匀出锅装盘即可。

功效解读 虾米中富含的钙可以满足人体对钙质的需要，是备孕妈妈补钙的佳品。

山药炒虾仁

主料 山药300克，虾仁200克，芹菜80克，胡萝卜100克。

配料 盐3克，鸡精2克，油适量。

做法

1. 山药、胡萝卜均去皮清洗干净，切条状；虾仁清洗干净备用；芹菜清洗干净，切段。

2. 锅入水烧开，分别将山药、胡萝卜焯水后，捞出沥干备用。

3. 锅下油烧热，放入虾仁滑炒片刻，再放入山药、芹菜、胡萝卜一起炒，加盐、鸡精调味，炒熟装盘即可。

功效解读 将山药与虾仁、芹菜、胡萝卜搭配在一起，不仅口味诱人，还能为备孕妈妈提供丰富的营养。

保健汤主要是为了使备孕妈妈获得一般菜肴做法中不易吸收的物质，如豆腐和鱼中的有效成分，就需要通过长时间的高温熬煮才能高效析出。保健粥综合了保健主食和保健汤的双重功效，既能补充能量，又能使机体以较快的方式吸收营养素，适合每天食用。

增加营养的优选汤推荐

番茄猪肝汤

主料 番茄、鸡蛋各1个，猪肝150克，金针菇50克。

配料 盐3克，酱油5毫升，味精3克，油适量。

做法

1. 猪肝洗净切片，入沸水中氽去血水；番茄入沸水中稍烫，去皮切块；金针菇洗净；鸡蛋打散。
2. 锅中加油烧热，加入适量清水，下入猪肝、金针菇、番茄和调味料一起煮10分钟，淋入蛋液搅匀。

功效解读 猪肝有助于补血及预防缺铁性贫血。

红白豆腐

主料 豆腐、猪血各150克，甜红椒片适量。

配料 姜片、盐、葱花、油各适量。

做法

1. 豆腐、猪血洗净切块。
2. 锅中加水烧开，下入猪血、豆腐，氽水焯烫后捞出。
3. 将葱、姜、甜红椒片下入油锅中爆香，再下入猪血、豆腐稍炒，加入适量清水焖熟后调味即可。

功效解读 本品不仅能帮助备孕妈妈排毒、预防缺铁性贫血，还能有效补充孕产妇容易缺失的铁元素。

增加营养的优选粥推荐

山药黑米粥

主料 黑米100克，山药50克，红枣、莲子各20克。

做法

1. 将黑米用水洗净；莲子洗净，入水浸泡30分钟左右。
2. 把山药冲洗干净，削去外皮，切成小块；红枣洗净，去核。
3. 锅中加适量水，将黑米、莲子倒入，先用大火煮沸，再换小火煮至粥黏稠，加入山药和红枣，中火煮15分钟即成。

功效解读 本品可健脾益肺、暖肝明目，增强身体抵抗力。

南瓜桂圆小米粥

主料 小米100克，糯米30克，南瓜200克，桂圆干15粒。

做法

1. 将小米、糯米分别清洗干净，放到水中浸泡20分钟左右；将桂圆干放到温水中泡软。
2. 将南瓜皮削掉，洗净，放到碗中隔水蒸熟，碾成南瓜泥。
3. 锅中倒入水，放入小米、糯米，煮至黏稠，放入南瓜泥、桂圆干，用小火焖煮20分钟即可。

功效解读 本品可补脾益胃、滋阴养血，常食可调理脾胃功能。

改善排卵障碍的食谱

人的卵巢中有 30 ～ 50 万个初始滤泡，每一个初始滤泡中都可以孕育出一个卵子。在初始滤泡孕育卵子的过程中，要先让滤泡有充分的发育机会。这就要从滋肾养肝、调理冲任着手。

滋肾养肝的优选菜肴推荐

党参鳝鱼汤

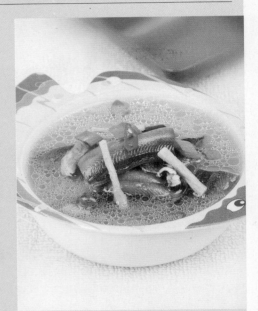

主料 鳝鱼175克，党参3克。

配料 食用油20毫升，盐3克，味精2克，葱段、姜末各3克，香油4毫升。

做法

1. 鳝鱼洗净切段；党参洗净。
2. 锅上火倒入水烧沸，下入鳝段氽水，至没有血色时捞起冲净。
3. 净锅上火倒入食用油，将葱、姜、党参炒香，再下入鳝段煸炒，倒入水，调入盐、味精煲至熟，最后淋入香油即可。

功效解读 这道汤有滋阴补血、健脾补气、强健筋骨的作用。

富贵墨鱼片

主料 墨鱼片150克，番茄片、西蓝花各250克，笋片5克。

配料 姜5克，葱花、盐、味精、香油各少许。

做法

1. 将墨鱼片改刀，待用。
2. 净锅放水烧开，下入西蓝花氽熟，和番茄片一起排在碟上。
3. 把墨鱼片和笋片加调料炒好，放在西蓝花上即可食用。

功效解读 此菜可养血滋阴、健胃理气，营养丰富又可保健康，是备孕爸爸和备孕妈妈的良好选择。

滋肾养肝的优选菜肴推荐

白果炒油菜

主料 小油菜400克，白果100克。

配料 盐3克，鸡精1克，水淀粉、油各适量。

做法

1. 将小油菜清洗干净，对半剖开；白果清洗干净，入沸水锅中汆水，捞起沥干，备用。

2. 炒锅注油烧热，放入小油菜略炒，再加入白果翻炒。

3. 加少量水烧开，待水烧干时，加盐和鸡精调味，用水淀粉勾芡即可。

功效解读 这道菜脆软清爽，可改善备孕妈妈的胃口。油菜和白果营养丰富，是健康食物，能增强身体免疫力，改善大脑功能，提高记忆力，可将备孕妈妈的身体调整至最佳状态。

山药韭菜煎鲜蚝

主料 山药100克，韭菜150克，鲜蚝300克，枸杞子5克。

配料 盐3克，地瓜粉1大匙，油适量。

做法

1. 将鲜蚝清洗干净，去杂质，沥干。

2. 山药去皮，洗净后磨泥；韭菜挑弃朽叶，洗净后切细；枸杞子泡软，沥干。

3. 将地瓜粉加适量水拌匀，加入鲜蚝和山药泥、韭菜末、枸杞子，并加盐调味。

4. 平底锅加热放入适量油，倒入鲜蚝等混好的材料煎熟即可。

功效解读 韭菜有补肾的作用；鲜蚝含锌量之高，为食物之冠，鲜蚝中还含有海洋生物特有的多种活性物质以及多种氨基酸，有助孕的作用。

输卵管借助输卵管伞端的活动把卵巢表面排出的卵子接住，经由输卵管纤毛的摆动将卵子往子宫腔输送。如果输卵管不通畅，卵子就无法通过输卵管。因此，备孕妈妈要多吃具有行气活血作用的食物。

行气活血的优选菜肴推荐

天麻鱼头汤

主料 三文鱼头1个，天麻、当归各10克，西蓝花150克，口蘑3朵。

配料 盐3克，枸杞子6克。

做法

1. 鱼头去鳞、腮，清洗干净；西蓝花撕去梗上的硬皮，洗净切朵。
2. 将天麻、当归、枸杞子洗净，以5碗水熬至约剩4碗水，放入鱼头煮至将熟，加入西蓝花和口蘑煮熟，加盐调味即可食用。

功效解读 此汤有益气养肝、强筋骨、活血行气之效，是备孕妈妈滋养身体的佳选。

油菜炒虾仁

主料 虾仁30克，油菜100克。

配料 盐、食用油各少许。

做法

1. 将油菜清洗干净后切成段，用沸水焯一下，备用。
2. 将虾仁清洗干净，除去虾线，用水浸泡片刻，下油锅翻炒。
3. 再下入油菜，加盐炒熟即可。

功效解读 油菜富含钙、铁、维生素C和胡萝卜素，有明目、促进血液循环的功效；虾仁富含蛋白质、矿物质和微量元素，且易于消化，备孕爸爸、备孕妈妈都适合食用。

橙子当归鸡煲

主料 橙子、南瓜各100克，鸡肉175克，当归、枸杞子各6克。

配料 葱花适量，盐3克，白糖3克。

做法

1. 将橙子、南瓜清洗干净切块；鸡肉斩块余水；当归、枸杞子清洗干净备用。

2. 煲锅上火倒入水，调入盐、白糖，下入橙子、南瓜、鸡肉、当归、枸杞子煲至熟，撒葱花即可。

功效解读 橙子是富含维生素C的天然抗氧化剂，具有强烈的抗氧化功能，与温中益气的鸡肉、增强机体免疫力的南瓜以及有补血活血作用的当归一同煲出的汤，不仅有助于补血养气，还可以提高免疫力。

芙蓉木耳

主料 水发黑木耳250克，鸡蛋4个，胡萝卜片、芹菜段各适量。

配料 盐、味精、油各适量。

做法

1. 鸡蛋取蛋清打散，用油滑散。

2. 黑木耳清洗干净，与胡萝卜片、芹菜段一起焯水备用。

3. 锅留底油，下入以上食材，加入调味料，炒匀即可。

功效解读 黑木耳营养价值较高，味道鲜美，蛋白质含量甚高，有补血活血的作用，是一种营养颇丰的食品，还可帮助备孕妈妈排毒。同时，黑木耳含有抗肿瘤活性物质，能增强机体免疫力，经常食用可防癌抗癌。

改善宫颈分泌黏液障碍的食谱

子宫颈所分泌的黏液可提供精子上游所需的能量,若子宫颈分泌的黏液太少,会导致不孕。子宫颈分泌黏液过少与卵巢功能低下有关。中医药中的"滋肾水"类食疗,可有效改善卵巢功能低下的问题。

滋阴养肾的优选菜肴推荐

三色炒蛋

主料 青豆、虾仁各200克,鸡蛋4个。

配料 白糖、盐、油各适量。

做法

1. 虾仁洗净,沥干,切碎;青豆清洗干净,入沸水焯至断生,捞出沥干;鸡蛋打散备用。
2. 油锅烧热,下入虾仁和青豆同炒至熟,下入鸡蛋液炒匀,再加白糖、盐调味,炒匀即可。

功效解读 虾的钙含量很高,备孕时可适量多吃虾,为胎儿骨骼生长与脑部发育提供必要的营养素。

山药萝卜鸡汤

主料 山药250克,胡萝卜1根,鸡腿1只。

配料 盐3克。

做法

1. 山药削皮,洗净切块;胡萝卜削皮,洗净切块;鸡腿剁块,放入沸水中氽烫,捞起,冲洗干净。
2. 鸡腿肉、胡萝卜下锅,加适量水大火煮开,转小火炖15分钟。
3. 下山药后用大火煮沸,改用小火续煮10分钟,加盐调味即可。

功效解读 山药可健脾养胃、降低血糖,非常适合体胖的备孕妈妈食用。

滋阴养肾的优选菜肴推荐

莲子鹌鹑煲

主料 鹌鹑400克，莲子100克，油菜叶30克。

配料 盐、味精、高汤、香油各适量。

做法

1. 将鹌鹑收拾干净、斩块汆水；莲子清洗干净、泡好；油菜叶清洗干净、撕成小片备用。
2. 炒锅上火倒入高汤，下入鹌鹑、莲子，调入盐、味精，小火煲至熟时，下入油菜叶，淋入香油即可。

功效解读 鹌鹑有"动物人参"之称，有健脑、保护血管、抗过敏、提高记忆力、补肾壮骨等作用，与莲子炖汤醇香可口，可谓备孕妈妈清润平和的优选汤饮。

老黄瓜煮泥鳅

主料 泥鳅400克，老黄瓜100克。

配料 盐3克，醋10毫升，酱油15毫升，香菜少许，油适量。

做法

1. 泥鳅收拾干净，切段；老黄瓜清洗干净，去皮，切段；香菜清洗干净。
2. 锅内注油烧热，放入泥鳅翻炒至变色，注入适量水，并放入黄瓜焖煮。
3. 煮至熟后，加入盐、醋、酱油调味，撒上香菜即可。

功效解读 泥鳅有补中益气、养肾生精的功效；老黄瓜则含有丰富的维生素E，可起到美容养颜的作用，还能有效地促进机体的新陈代谢，适合备孕妈妈食用。

精子、卵子相遇结合以后，必须在子宫内膜上着床并继续发育，如果子宫内膜环境欠佳，胚胎即使能附着在子宫内膜上，也将无法继续生长发育。因此，备孕妈妈要多食用具有暖宫作用的食物。

暖宫驱寒的优选菜肴推荐

红枣蒸南瓜

主料 南瓜500克，红枣8颗。

配料 白糖适量。

做法

1. 将南瓜削去硬皮，去瓤后洗净切成厚薄均匀的片；红枣洗净。

2. 将南瓜片装入盘中，加入白糖拌匀，摆上红枣，放入蒸锅蒸约30分钟，至南瓜熟烂即可食用。

功效解读 南瓜性温，有补中益气的功效；红枣性温，营养丰富，有健脾补血的功效。二者同食可温补子宫，适合备孕妈妈食用。

白萝卜炖牛肉

主料 白萝卜200克，牛肉300克。

配料 盐4克，香菜段3克。

做法

1. 白萝卜清洗干净去皮，切块；牛肉清洗干净切块，汆水后沥干。

2. 锅中倒水，下入牛肉和白萝卜煮开，转小火熬约35分钟。

3. 加盐调好味，撒上香菜段即可。

功效解读 这道美食温补效果明显，可以补血益气、健脾养胃，对气血亏损、头晕乏力、腹胀积食、食欲不振、营养不良等症有一定防治作用。

川芎当归黄鳝汤

主料 川芎10克，当归12克，桂枝5克，红枣5颗，黄鳝200克。

配料 盐适量。

做法

1. 将川芎、当归、桂枝洗净；红枣洗净，浸软，去核。
2. 将黄鳝剖开，去除内脏，洗净，入开水锅内稍煮，捞起过冷水，刮去黏液，切长段。
3. 将全部材料放入砂煲内，加适量清水，大火煮沸后，改小火煲2小时，加盐调味即可。

功效解读 黄鳝性温，入肝、脾、肾经，具有补气养血、祛风湿、强筋骨、壮阳等功效，有温补肾阳的作用，常食可行气开郁、祛风通络，适合备孕妈妈食用。

羊肉枸杞姜粥

主料 枸杞子、生姜各30克，羊肉100克，大米80克。

配料 盐3克，葱花少许。

做法

1. 大米淘洗干净，泡半个小时；羊肉洗净，切片；生姜洗净，去皮，切丝；枸杞子洗净。
2. 大米放入锅中，加水以大火煮沸，下入羊肉、枸杞子、姜丝，转中火熬煮至米粒软散。
3. 小火熬至粥浓稠，加入调味料，撒上葱花即可。

功效解读 羊肉可以补虚劳，祛寒冷，温补气血，枸杞子滋阴补肾，生姜为温热之品，三者同食有助于温补子宫，适合备孕妈妈食用。

第二章

十月怀胎同步营养全指导

常言道：母子连心。对孕妇来说，母子一脉相通，血肉相连，"连心"又"连身"，胎儿的生长发育情况直接取决于孕妇对营养物质的摄取和吸收情况。由于在不同的妊娠阶段，孕妇的生理情况不同，胎儿的发育情况也不尽相同，所以母婴对营养物质的需求也呈现阶段性特征。本章紧紧围绕十月怀胎各个阶段的母婴生理特点，开展有针对性的饮食营养全指导。

在怀孕的第一个月，孕妇通常还觉察不出来，按照正常的饮食习惯进食就行了，保证营养丰富全面、结构合理。食物中应该包括蛋白质、维生素、矿物质、膳食纤维等人体所必需的营养素。

胎儿发育

孕一月，胎长 0 ～ 0.2 厘米，胎儿五官尚未形成，但嘴和下巴的雏形已经能看到了。身体分两大部分，大的部分为头部，有长长的尾巴，很像小海马。手脚因为太小，肉眼还看不清楚。大脑发育已经开始，受精卵不断分裂，一部分形成大脑，另一部分则形成神经组织。

孕妇身体变化

孕妇的体形和怀孕前差不多，体形和体重基本没有变化。子宫壁会变得柔软、增厚，大小、形态还看不出有什么变化。卵巢开始分泌黄体激素，乳房稍变硬，乳头颜色变深并且变得很敏感，稍微触碰就会引起痛感，也有的孕妇会感觉不到。排卵后基础体温稍高，持续 3 周以上。由于体内激素分泌失衡，比较敏感的孕妇出现早孕症状。

本月饮食方案

孕一月正处于胎儿脑部和神经系统迅速分化的时期，孕妇需要补充 B 族维生素，同时要保证营养均衡，补充必要的矿物质。孕妇还要适当地补充脂肪酸以促进胎儿的脑部发育。

多吃坚果有助于胎儿脑部发育。

一日食谱推荐		
餐次	用餐时间	饮食推荐
早餐	7～8点	牛奶、粥、汤配全麦面包、包子等主食，还要有鸡蛋、蔬菜等
加餐	10点左右	酸奶配苹果，牛奶配两片麦麸饼干，或者果汁配消化饼
午餐	12～13点	搭配营养全面的菜加上米饭100克
加餐	15点左右	吃些瓜子、花生、腰果、开心果等坚果类食物
晚餐	18～19点	容易消化的粥类和蔬菜

专家这样讲

要善于识别假孕

多年没有身孕或者是求子心切的育龄女性闭经时出现的乳房胀痛、恶心、呕吐等早孕症状，经检查后却发现没有怀孕，称作假孕。假孕与精神因素有关，求子心切的女性要善于调整自己的心理。

梨子肉丁

主料 梨1个，胡萝卜半根，玉米粒50克，猪瘦肉200克。

配料 豉油、白糖、水淀粉、蚝油、盐、柠檬汁各适量。

做法

1. 将梨清洗干净削皮，去核后切小块；胡萝卜清洗干净去皮，切小块。

2. 瘦肉清洗干净切小块，加入豉油、白糖、淀粉、盐、蚝油腌匀，下锅滑油，捞出后待用。

3. 锅烧热，将瘦肉炒至半熟，加入梨、胡萝卜、玉米粒略炒，下白糖、盐、柠檬汁，用水淀粉炒匀炒熟即成。

功效解读 这道菜清新爽脆，十分诱人，可以很好地促进孕妇的食欲。此菜有促进机体正常生长、增强免疫功能的作用。

卷心菜炒肉片

主料 五花肉150克，卷心菜200克。

配料 盐、蒜末、白糖、酱油、淀粉、油各适量。

做法

1. 五花肉清洗干净、切片，用盐、白糖、酱油、淀粉腌5分钟；卷心菜摘下叶片，清洗干净，撕成小块。

2. 锅下油烧热，爆香蒜末，放入卷心菜炒至叶片稍软，加入盐炒匀，盛起。

3. 另起油锅，放入猪肉片翻炒片刻，放入炒过的卷心菜炒匀，盛出即可。

功效解读 卷心菜的营养价值与大白菜相差无几，将卷心菜与富含蛋白质的五花肉同炒，卷心菜不仅吸收了肉汁，味道变得更香更美味了，而且营养也更加全面。

孕二月，多数孕妇开始出现早孕反应，食欲不佳。很多孕妇担心影响胎儿，勉强大吃大喝，其实没必要。此时胎儿小，生长慢，孕妇只要摄入充足的叶酸、蛋白质、钙就行了，不要勉强自己吃喝。

胎儿发育

胎儿的眼睛、嘴巴、耳朵出现轮廓，鼻子隆起，人脸的模样已经基本形成。骨骼仍处于软体状态，5周时，具有萌芽状态的手、脚和尾巴。7周时，头、身体、手脚开始有区别，尾巴逐渐缩短。8周时，用肉眼也可分辨出头、身体和手足。脑、脊髓、眼、听觉、心脏等器官初具形态。

孕妇身体变化

孕妇正在失去腰部曲线，经产妇会更早被看出已怀孕。随着孕周的增加，孕妇的子宫壁变得很软，宫颈变厚，以保护子宫。乳房变得又大又软，乳晕有小结节凸出，触碰时还可能觉得疼痛。大多数孕妇会出现恶心、孕吐、乳房胀痛、疲劳及尿频等症状。对气味越来越敏感，容易晨吐。情绪多变，易焦虑不安。

本月饮食方案

孕二月是胎儿脑部开始发育的时期，豆制品是典型的健脑食品，孕妇此时宜补充豆制品。

孕二月的孕妇要常吃水果，既可补充营养物质，又可促进食欲，缓解孕吐。

孕二月的孕妇还要适当食用坚果，如核桃、板栗、瓜子、榛子、南瓜子等。

水果口感好，适合缓解孕早期孕吐。

一日食谱推荐		
餐次	用餐时间	饮食推荐
早餐	7～8点	大米粥或小米粥1碗，1个煮鸡蛋，1个包子，蔬菜适量
加餐	10点左右	1个苹果（或其他水果），1杯牛奶
午餐	12～13点	面食或米饭，加上荤素营养搭配得当的菜肴
加餐	15点左右	1个橘子（或其他水果），1个全麦面包或适量苏打饼干
晚餐	18～19点	米饭或粥，配合营养可口的素菜，再加上鱼汤、排骨汤或鸡汤

专家这样讲

孕二月不要接受X光检查

怀孕6～8周的孕妇，哪怕只接受42～60伦琴的X线辐射，胚胎基因的结构就会变化，造成胎儿畸形或者死亡。孕早期的孕妇如果因为逼不得已的原因必须做X光检查，尽量做胸部X射线透视，不要进行下腹部放射影像检查。

番茄豆腐汤

主料 番茄250克，豆腐2块。

配料 盐3克，淀粉15克，香油5毫升，熟菜油150毫升，葱花25克，味精适量。

做法

1. 将豆腐洗净切丁；番茄洗净入沸水烫后，去皮，切成丁；豆腐入碗，加番茄丁、少许盐、味精、淀粉、少许葱花一起拌匀。

2. 炒锅置中火上，下菜油烧至六成热，倒入拌好的豆腐、番茄，翻炒至香。

3. 约炒5分钟后，加水稍煮，撒上剩余葱花，调入盐，淋上香油即可。

功效解读 番茄中富含的胡萝卜素能促进胎儿骨骼生长，预防佝偻病。同时，番茄还有调整胃肠功能的作用。

清炒芥蓝

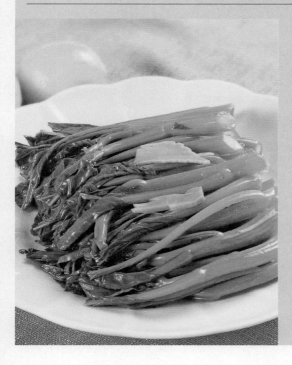

主料 芥蓝400克，胡萝卜30克。

配料 盐3克，鸡精1克，油适量。

做法

1. 将芥蓝清洗干净，沥干水分待用；胡萝卜清洗干净，切片。

2. 锅注油烧热，放入芥蓝快速翻炒，再加入胡萝卜片一起炒至熟。

3. 加盐和鸡精调味，装盘即可。

功效解读 芥蓝中含有有机碱，这使它带有一定的苦味，能刺激人的味觉神经，增进食欲，还可加快胃肠蠕动，有助消化。芥蓝还含有大量膳食纤维，能防止便秘。清炒芥蓝鲜嫩清脆，能激发孕妇的食欲，非常适于妊娠呕吐、食欲不振的孕早期孕妇食用。

孕三月对胎儿的生长发育来说特别重要，孕妇为了保证摄入必要的营养，应尽量让自己吃好。可以选择自己喜欢的食物，最重要的是补充奶类、蛋类、豆类、坚果类食物来保证蛋白质的摄入。

胎儿发育

孕三月，胎长 3 ~ 10 厘米。胎儿的头仍占整个身体长度的一半左右，尾巴完全消失；眼睛及手指、脚趾清晰可辨。左右腿还可交替做屈伸动作，双手能伸向脸部。肋骨、皮下血管、心脏、肝脏、胃肠更加发达。已有输尿管，胎儿可排出一点点尿。骨骼和关节尚在发育中。

孕妇身体变化

孕妇明显感觉到腰变粗了，臀部也变宽了，孕妇的子宫随胎儿的生长逐渐增大，胎儿已经充满了整个子宫。增大的子宫开始压迫位于前方及后方的膀胱和直肠，出现尿频、尿不净的感觉。子宫压迫直肠，出现便秘或腹泻。阴道的分泌物比平时略增多。乳房进一步胀大，乳晕和乳头颜色变黑。受孕激素的影响，孕妇的情绪波动会很大，常会因一点小事而大动肝火。

本月饮食方案

孕三月必须要保证脂肪酸、钙和磷的足量摄入，维生素和叶酸是需要特别注意的。同时，要保证摄取优质的蛋白质、碳水化合物和各种维生素和矿物质。第 11 周时，孕妇可以在医生的建议下固定补充钙和铁。

孕三月要多吃新鲜蔬菜。

一日食谱推荐		
餐次	用餐时间	饮食推荐
早餐	7~8点	花卷、鸡蛋各1个，米粥1碗，配合适当的蔬菜或咸菜
加餐	10点左右	1杯牛奶，全麦面包或者麦麸饼干2块，加上1个苹果
午餐	12~13点	荤素搭配、营养全面的菜肴，加上1碗米饭
加餐	15点左右	易消化的饼干加上1杯果汁
晚餐	18~19点	以易消化和营养丰富的汤和粥为主，配合蔬菜食用

专家这样讲

孕三月的孕妇着装要宽松

此时孕妇的腰和臀部也逐渐变宽，孕妇在着装上首先要以宽松舒适为第一原则，穿太紧会使腹部受到压迫，影响胎盘供血。且怀孕期间，孕妇的脚部和腿部容易浮肿，过紧的裤子穿在身上会加重浮肿的症状。

老鸭莴笋枸杞煲

主料 莴笋250克，老鸭400克，枸杞子10克。

配料 盐少许，葱、姜、蒜各2克。

做法

1. 将莴笋去皮，清洗干净，切块；老鸭处理干净，斩块，汆水；枸杞子清洗干净，备用。

2. 煲锅上火倒入水，调入盐、葱、姜、蒜，下入莴笋、老鸭、枸杞子煲至熟即可。

功效解读 鸭肉脂肪含量高而不腻，富含蛋白质、铁、钾等多种营养素，有祛病健身之效，孕妇食用后能增强免疫力，有利于孕期保健。莴笋含丰富的叶酸，有流产史和贫血倾向的孕妇可多吃。

生姜泡仔鸡

主料 鸡肉400克，姜50克，香菜少许。

配料 盐3克，味精1克，老抽10毫升，油适量。

做法

1. 鸡肉清洗干净，切块；生姜清洗干净，切块；香菜清洗干净，切段。

2. 油锅烧热，下姜块炒香，入鸡肉翻炒至变色时注水焖煮。

3. 最后加入盐、老抽煮至熟，加入味精调味，撒上香菜即可。

功效解读 这道菜可帮助孕妇缓解孕吐，补充营养。生姜中分离出来的姜烯、姜酮的混合物有明显的止呕吐作用。鸡肉中富含蛋白质，种类多，而且消化率高，很容易被人体吸收利用，有增强体质的作用。

孕四月，早孕反应消失，孕妇心情愉悦。此时孕妇应知道，自己吃的食物不仅要满足本身所需，还要满足处于生长发育期的胎儿的需求。因而，孕妇应比以往摄入更多、更丰富的营养。

胎儿发育

孕四月，胎儿的头部逐渐形成，头发开始生长；脸部轮廓与外形逐渐形成，耳廓开始伸展，下颌骨、鼻梁骨、面颊骨逐步形成；胎儿的肌肉与骨骼进一步发育，手和脚稍稍可以进行活动。听觉器官基本发育完善，并能对声音的刺激产生反应。由于胎儿的力气很小，胎动时，孕妇会感觉像喝了饮料后胃肠蠕动一样，不能清楚地感知。

孕妇身体变化

食欲逐渐增强，先前下降的体重逐渐回升并增加。肚子渐渐隆起，很容易被看出已怀孕。乳房继续变大，乳头周围变黑，乳晕清晰可见，乳头能挤出初乳一样的乳汁。排尿间隔的时间变短、次数增多，阴道白色、稀薄、无异味的分泌物增多。早孕反应消失。

本月饮食方案

每天吃1个鸡蛋，喝1杯牛奶或1～2杯豆浆，多食用搭配得当的荤菜和素菜，有利于胎儿大脑的健康发育。必要时，孕妇应多吃富含铁的食物，以防止发生贫血。除了增加这些营养，孕妇还应多吃主食，应合理搭配米饭、面食以及各种杂粮。

荤素搭配得当，才能补充多种营养素。

一日食谱推荐

餐次	用餐时间	饮食推荐
早餐	7～8点	1碗热汤面，1个煮鸡蛋，100克馒头，咸菜或蔬菜要适量
加餐	10点左右	1个苹果，1杯牛奶，2片麦麸饼干
午餐	12～13点	主食多以米饭为主，荤菜与素菜搭配得当。如瘦肉炒芹菜，凉拌番茄，猪蹄香菇炖豆腐等
加餐	15点左右	2片消化饼，1杯橘汁
晚餐	18～19点	主食可以面食为主，菜类要注重营养结合。如鸡蛋炒莴笋，烧豆腐，虾皮炒冬瓜，猪肝粥等

专家这样讲

孕四月要进行第一次产前检查

孕妇第一次产检最迟不要晚于孕四月，一般在怀孕第12周左右进行。孕妇初次产前检查具有十分重要的意义。通过第一次产前检查，医生能够较早地全面掌握孕妇的情况，以便于查出是否存在不利于妊娠与分娩的因素。

芥菜毛豆

主料 芥菜100克，毛豆300克，甜红椒少许。

配料 香油10毫升，盐3克，白醋5毫升，味精2克。

做法

1. 芥菜择洗干净，过沸水后切成末；甜红椒洗净去蒂、籽，切丁。

2. 毛豆掰开择洗干净，放入沸水中煮熟，捞出装入盘中。

3. 盘中加入甜红椒、芥菜末，调入香油、白醋、盐、味精和毛豆拌匀即可食用。

功效解读 芥菜有解毒消肿之功效，能抗感染和预防疾病的发生。毛豆中的卵磷脂是胎儿大脑发育不可缺少的营养之一。

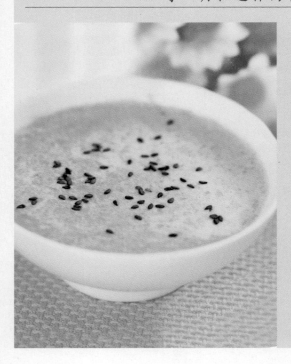

孕四月优选补钙食疗方推荐

芝麻豌豆羹

主料 豌豆200克，黑芝麻30克。

配料 白糖适量。

做法

1. 豌豆清洗干净，泡2小时，磨成浆。

2. 黑芝麻炒香，稍稍研碎备用。

3. 豌豆浆入锅中熬煮，加入黑芝麻，煮至浓稠，加入白糖搅拌均匀即可。

功效解读 这道羹除了可以给孕妇补充钙、促进胎儿骨骼的发育，还有润肠通便、健胃益阴的作用，能够缓解孕妇因肺燥而导致的便结症状。豌豆含较多的铜、铬等微量元素，孕妇食用，可以促进胎儿的身体以及大脑发育。黑芝麻可预防贫血、活化脑细胞，是促进胎儿大脑发育的主要食物之一。

孕五月，营养补充正当时

孕五月，胎儿进入了发育黄金期，孕妇需要补充一些特殊的营养素，如能够促进胎儿大脑、眼睛以及神经细胞发育的脂肪酸，构成大脑皮层神经膜的主要成分 DHA，以及优质蛋白等。营养补充正当时。

胎儿发育

孕五月，胎长为 18 ~ 25 厘米。胎重为 160 ~ 300 克。头部占身体的 1/3，头发和眉毛发育完备；耳朵入口已张开。手指和脚趾的指甲开始生长，并呈隆起状。骨骼和肌肉渐渐结实，听觉器官已经形成，生殖器明显可见，感觉器官已逐步扩展。胎动位置在肚脐周围，胎动反应不强烈，使孕妇有胀气、肠胃蠕动或者鱼儿游泳的感觉。

孕妇身体变化

体重增加 2 ~ 5 千克。子宫底高度位于耻骨联合上缘的 15 ~ 18 厘米，妊娠20 周后，子宫底每周会升高 1 厘米。乳房膨胀加剧，能挤出透明、黏稠的微白色液体。子宫对膀胱的刺激减缓，尿频现象大致消失。腹部明显隆起。早孕反应完全消失，孕妇身心舒畅。

本月饮食方案

孕妇应多吃一些富含蛋白质、不饱和脂肪酸的食物。蛋白质含量丰富的食物：肉、蛋、牛奶、豆制品、鱼虾等。还有核桃、鱼头、虾、鹌鹑、鸭、黄花菜、芝麻、香菇等。此外，还应吃一些有助于预防感染和消肿的食物，如冬瓜、赤豆等。

每天吃一个苹果，有助于促进食欲。

一日食谱推荐

餐次	用餐时间	饮食推荐
早餐	7~8点	乌鸡糯米葱白粥1碗，豆包1个，煮鸡蛋1个
加餐	10点左右	酸奶1杯，核桃2个
午餐	12~13点	（午餐食谱重在荤素搭配）如蒜蓉空心菜、番茄烧牛肉、鱼头豆腐汤，米饭150克
加餐	15点左右	牛奶1杯，腰果7个
晚餐	18~19点	香菇油菜，糖醋排骨，面条1碗

专家这样讲

孕五月，孕妇开始补钙

从怀孕第 5 个月开始，胎儿开始成比例地增大，骨骼发育较快，对钙元素的需求大增。孕妇除了要多吃牛奶、虾米、大豆、芝麻等富含钙质的食物外，还要在食补的同时增加钙剂，每天应保证 1 000 毫克的摄入量。

核桃仁拌韭菜

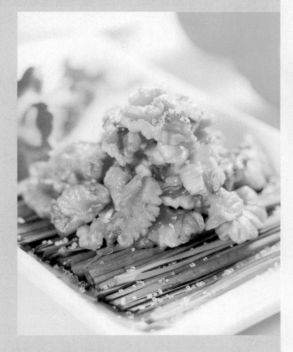

主料 核桃仁300克，韭菜150克。

配料 白糖10克，白醋3毫升，盐5克，香油8毫升，油适量。

做法

1. 韭菜清洗干净，焯熟，切段。
2. 锅内放入油，待油烧至五成热，下入核桃仁炸成浅黄色捞出。
3. 将韭菜与白糖、白醋、盐、香油拌匀，和核桃仁一起装盘即成。

功效解读 这道菜有润肠通便、健脑强身之功效。核桃仁中含有丰富的磷脂和不饱和脂肪酸，孕妇经常食用，可以获得足够的亚麻酸和亚油酸。这些脂肪酸不仅可以补充孕妇身体所需的营养，还能促进胎儿的大脑发育。

黄豆豆浆

主料 黄豆75克。

配料 白糖适量。

做法

1. 黄豆加水浸泡6～16个小时，然后洗净备用。
2. 将泡好的黄豆装入豆浆机中，加适量清水，搅打成豆浆，煮熟。
3. 将煮好的豆浆过滤，加入白糖调匀。

功效解读 黄豆富含的优质蛋白质，是植物中唯一类似动物蛋白质的完全蛋白质，并且大豆蛋白不含胆固醇，可降低人体血清中的胆固醇含量。而且大豆蛋白中所含的人体必需的八种氨基酸配比均衡，非常适合人体需要。因此，孕妇每天需喝一杯豆浆。

孕六月，由于胎儿的快速发育和孕妇的消耗增加，孕妇在注意营养均衡的情况下，还要特别注意增加维生素和铁的摄入，并重点补充蛋白质、铁元素、钙元素，适当补充糖，日常既要吃饱，又要吃好。

胎儿发育

胎长25～28厘米。胎儿的眉毛和眼睑已清晰可见，恒牙牙胚开始发育，指甲和趾甲开始生长了。胎儿的听力系统基本完成，能够听见声音了。肺中的血管已经形成，呼吸系统正在建立中。当子宫收缩或受到压迫时，胎儿就会十分用力地踢子宫壁，当它情绪不佳的时候也会频繁胎动。

孕妇身体变化

孕妇的体形呈现为孕妇特有的状态，腰部明显变得粗壮，身体重心前移。孕妇对此变化可能会有不适感，容易出现倾倒，坐下或站起的时候会感到吃力，腰部和背部也变得特别容易疲劳。乳房受到挤压时会有一些黄色稀薄乳汁流出。孕妇可能会因为身体变得笨拙而产生烦躁的情绪以及对家人的依赖心理。

本月饮食方案

孕六月，胎儿的嗅觉渐渐成熟，孕妇的饮食不仅关系到胎儿的正常发育，还会对胎儿出生后的体质和智力发育产生影响。所以，此时孕妇的饮食原则要多样化，多吃营养高、易消化吸收的食物。

饮食多样化有助于摄取多种营养素。

一日食谱推荐		
餐次	用餐时间	饮食推荐
早餐	7～8点	牛奶1杯，面包100克，煎蛋1个
加餐	10点左右	酸奶1杯，橘子1个
午餐	12～13点	西芹炒百合，红枣鲤鱼，家常豆腐，养血安胎汤，米饭150克
加餐	15点左右	番茄1个，豆浆1杯
晚餐	18～19点	酸辣黄瓜，珊瑚白菜，鲫鱼丝瓜汤，面条1碗

专家这样讲

孕六月，孕妇要预防腿抽筋

妊娠中期易发生腿抽筋，特别是孕六、七月，孕妇在孕中期要特别注意补钙。钙是胎儿骨骼发育所必需的元素，孕中期后对钙的需求量增多。若母体血钙的含量不足，人体神经肌肉的兴奋性就会增加，容易出现肌肉抽筋。

芹菜炒胡萝卜粒

主料 芹菜250克，胡萝卜150克。

配料 香油10毫升，盐3克，鸡精1克，油适量。

做法

1. 将芹菜清洗干净，切菱形块，入沸水锅中焯水；胡萝卜清洗干净，切成丁。
2. 锅注油烧热，放入芹菜爆炒，再加入胡萝卜丁一起炒至熟。
3. 调入香油、盐和鸡精调味，炒匀即可。

功效解读 芹菜含有挥发性芳香油，因而具有特殊的香味，能增进食欲。孕妇对铁的需求很大，若供给不足，极易导致缺铁性贫血，对孕妇和胎儿都十分不利。芹菜还富含膳食纤维，能促进肠道蠕动，防治孕妇便秘，同时，芹菜还可以预防孕妇患妊娠高血压。

柠檬汁

主料 柠檬2个。

配料 蜂蜜30毫升，凉开水60毫升。

做法

1. 将柠檬清洗干净，对半切开后榨成汁。
2. 将柠檬汁及蜂蜜、凉开水倒入有盖的大杯中。
3. 盖紧盖子，摇动10～20下，倒入小杯中即可。

功效解读 柠檬汁是新鲜柠檬经榨后得到的汁液，酸味极浓，伴有淡淡的苦涩和清香味道。柠檬汁可作为孕妇常喝的饮品，有良好的安胎止呕、增强免疫力、延缓衰老的作用。此外，柠檬中的柠檬酸能使钙易吸收，可大大提高孕妇对钙的吸收率。

孕
七
月
，
膳
食
多
样
化

孕七月，孕妇需要更全面的营养，确保饮食多样化，要在谷物主食的基础上，注意蛋白质、脂肪、维生素、矿物质、碳水化合物等营养的摄入，做到粗细搭配、有荤有素、营养均衡。

胎儿发育

孕七月，胎长 28 ～ 38 厘米。胎儿五官已经比较清晰了，脸上布满了皱纹，仿佛一个小老头。胎儿的四肢已经发育得非常灵活，可以在羊水中自由地游动，会产生比较频繁而明显的胎动。大脑皮层已经非常发达，可以分辨声音，也会表达出对声音的喜恶。视网膜已经成型，可以感受到光线了。此时的胎位还不能确定。

孕妇身体变化

孕妇已经完全呈现出了标准孕妇体形，肚子、乳房开始出现妊娠纹。随着胎盘的增大、胎儿生长以及羊水增多，孕妇的体重迅速增加，大约每周可以增加 500 克。孕妇会出现一些身体上的不适，如眼睛怕光、发干、发涩，呼吸困难、急促等，孕妇需注意适当的休息，不要过度劳累，也可用一些眼药水来消除眼部疲劳。

本月饮食方案

孕七月，孕妇即将进入孕晚期阶段，胎儿发育非常迅速。因此，孕妇的饮食要特别注意营养全面丰富。另外，孕七月是胎儿皮肤和生殖器发育的重要时期，孕妇应当多吃一些富含蛋白质和钙质的食品，忌食过油、过甜或过咸的食物。

孕七月要多吃赤小豆等利水的食物。

一日食谱推荐		
餐次	用餐时间	饮食推荐
早餐	7~8点	米粥1碗，肉包子、煮鸡蛋各1个
加餐	10点左右	坚果若干，牛奶1杯
午餐	12~13点	荤素搭配，营养全面，最好有汤类，如排骨汤或鱼汤等，米饭1碗
加餐	15点左右	水果2个，果汁或者酸奶1杯
晚餐	18~19点	馒头或者花卷1个，花生粥1碗，再搭配蔬菜和鱼类

专家这样讲

孕七月，要开始预防水肿

孕 28 周以后，子宫已经大到了一定程度，容易压迫孕妇腹股沟处的大静脉，静脉回流不好的话，孕妇很容易出现下肢水肿。随着月份的增加，孕妇的水肿现象也会越来越严重。从孕七月开始，要开始着手预防水肿。

鸡肉丝瓜汤

主料 鸡脯肉200克，丝瓜175克，红甜椒块适量。

配料 清汤适量，盐2克。

做法

1. 将鸡脯肉清洗干净，切片；丝瓜清洗干净，切片备用。

2. 汤锅上火倒入清汤，下入鸡脯肉、丝瓜，调入盐煮至熟，撒红甜椒块即可。

功效解读 此汤中的营养素较多。丝瓜含有构成骨骼的钙、维持身体机能的磷，可帮助调节人体的钙磷比例，甚至还具有淡化色斑的功效，是不可多得的天然美容剂。同时，丝瓜还有抗病毒、抗过敏的特殊作用，对提高孕妇的抵抗力有显著作用。鸡脯肉中蛋白质含量较高，且易被人体吸收利用，有强壮身体的作用。

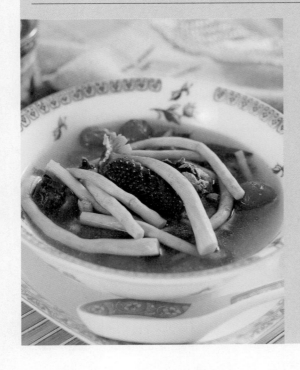

茶树菇枣鸡汤

主料 乌鸡300克，茶树菇150克，红枣10颗。

配料 姜2片，盐适量。

做法

1. 乌鸡收拾好、清洗干净，剖成两半放入开水中汆烫3分钟，捞出备用。

2. 茶树菇浸泡10分钟，清洗干净；红枣去核、姜清洗干净。

3. 将以上所有材料放入煲中，倒入2 000毫升清水煮沸，用中火煲2个小时，再加盐调味即可。

功效解读 此汤是一道营养补血美食。乌鸡补益肝肾，滋阴补血，清热补虚。茶树菇中的氨基酸微量元素含量较多，能益气和胃、消除水肿。

孕八月，保证热量供给

孕八月，子宫已经被撑得几乎占据了大半个腹部，孕妇的胃受到的压力更大，常常会有吃不饱的感觉。因此，孕妇要多吃一些富含优质蛋白质以及不饱和脂肪酸的食物，以保证热量的供给。

胎儿发育

本月胎儿的眼睛已经可以很好地闭合，会眨眼睛，也会分辨和跟踪光源。胎儿的听觉神经系统发育，身体和四肢基本成形。肺已经接近成熟，有了呼吸能力。胃肠功能也基本发育完全，可以分泌消化液了。本月胎儿不会再在子宫里游来游去了，胎动幅度减小，胎位基本固定。

孕妇身体变化

孕八月末，孕妇会感到轻微的不规律的无痛子宫收缩，孕妇的皮肤会变得越来越差，妊娠纹加重。乳房高高隆起，乳晕也会在激素的作用下颜色越来越深。孕妇的身体变得愈加沉重，不愿意活动，胃口也会变差，情绪易低落、易发怒。

本月饮食方案

本月孕妇应当遵守少吃多餐的原则，增加每天进餐的次数，重视加餐。本月胎儿会开始在肝脏和皮下储存糖原和脂肪，孕妇要适当补充一些葡萄糖，以保证胎儿的生长以及自身体内糖原的储存。由于胎儿的眼睛、大脑、血液和神经系统发育得比较迅速，故孕妇要多吃含有不饱和脂肪酸的食物。

五谷杂粮富含碳水化合物及维生素，可以保证能量供给。

一日食谱推荐

餐次	用餐时间	饮食推荐
早餐	7~8点	豆浆200毫升，全麦面包50克，煮鸡蛋1个
加餐	10点左右	水果1~2个
午餐	12~13点	韭菜炒肉，排骨豆腐汤，米饭1碗
加餐	15点左右	坚果若干，牛奶1杯
晚餐	18~19点	馒头1个或者米饭1碗，冬瓜汤，虾米炒苦瓜，清蒸鱼

专家这样讲

孕八月，开始增加零食和夜餐

进入孕晚期，孕妇所需的营养更多。但子宫的增大也使胃部承受的压力增大，每餐的进食量反而会减少。为了补充必需的营养，孕妇要增加进餐的次数，适当增加一些零食和夜餐，如牛奶、饼干、干果等。

孕八月优选营养食疗方推荐

糖醋鲤鱼

主料 鲤鱼1条。

配料 盐5克，料酒、番茄汁各适量，白糖20克，醋80毫升。

做法

1. 鲤鱼洗净，入锅炸至两面金黄捞出。
2. 锅内留油，加入水，放入白糖、醋、番茄汁、盐、料酒，再大火熬成汁。
3. 把鲤鱼放入锅中，待汤汁熬成浓稠状，出锅即可。

功效解读 鲤鱼富含优质蛋白以及钙、磷、铁和B族维生素。鱼肉的脂肪主要是不饱和脂肪酸，有促进大脑发育的作用。这道菜色泽红润、鱼肉细嫩、咸香鲜美，具有化湿益脾的滋补功效，可为孕妇提供大量的营养物质，还具利水化痰功效，也有利于胎儿的大脑发育。

孕八月预防水肿食疗方推荐

冬瓜山药炖河鸭

主料 鸭1只，山药100克，冬瓜10克。

配料 枸杞子25克，葱、姜各5克，料酒15毫升，盐3克。

做法

1. 净鸭清洗干净剁成块，汆水后沥干；山药、冬瓜均去皮，清洗干净后切成块；葱清洗干净切碎；枸杞子清洗干净；姜清洗干净、切片。
2. 锅内加水烧热，倒入鸭块、山药、枸杞子、冬瓜、姜、料酒煮至鸭肉熟。
3. 放入盐调味，盛盘撒上葱花即可。

功效解读 冬瓜、山药和鸭块同煮，荤素搭配可起到营养互补的效果，又能提高孕妇的免疫力，预防妊娠高血压。

孕九月，控制好体重

孕九月，孕妇的胃部依旧会有很强的挤压感，每餐的进食量依旧不多。孕妇要科学搭配饮食，既要保证营养充分，又要有计划地控制饮食，预防胎儿体重过重。

胎儿发育

胎长 46 ~ 50 厘米。听力发育充分，可对外界声音表现出喜恶。皮下脂肪发育比较丰富，皮肤呈淡红色，皱纹减少。9月末，从孕妇肚皮上的凸起状可以很清楚地判断出胎儿手肘、脚丫、头部的位置。人体系统发育基本成熟。从第 34 周开始，胎儿头朝下，头部进入骨盆，胎位开始固定，胎儿开始为出生做准备。

孕妇身体变化

本月，孕妇的子宫差不多升到心口窝处。多数孕妇手、脚、腿、胳膊、脸都会出现水肿现象，孕妇的胃口会变差，吃一点就会觉得很饱。孕妇还会出现很多无效宫缩，随着妊娠的深入，宫缩频率会越来越高。临近生产，有些孕妇会因为担心而产生恐惧和紧张的情绪，会患得患失、烦躁不安。

本月饮食方案

本月孕妇要多吃富含钙的食物，如小鱼、芝麻酱、海带、紫菜、牛奶、豆制品、奶制品、虾米等；多吃富含维生素 B_1 的食物，如全麦、花生、猪肉、牛奶、动物肝脏、小米以及新鲜蔬菜；多吃富含维生素 K 的食物，如菜花、莴笋等。

孕九月，孕妇要多做一些有助于分娩的运动。

一日食谱推荐		
餐次	用餐时间	饮食推荐
早餐	7～8点	豆浆1杯，煮鸡蛋1个，包子2个
加餐	10点左右	牛奶1杯，坚果若干
午餐	12～13点	米饭1碗，与蔬菜、肉类、鱼类搭配，可以再增加1份排骨汤
加餐	15点左右	水果2个
晚餐	18～19点	红枣粥1碗，搭配蔬菜、肉类、鱼类

专家这样讲

孕九月，要控制盐的摄入

孕九月，孕妇必须控制盐的摄入量，每天盐摄入量应当不多于 6 克，少吃或不吃盐腌渍食品，比如咸菜、咸鱼、咸肉、咸蛋、酱菜等，避免水钠潴留体内，导致水肿和血压升高。

黑豆玉米粥

主料 黑豆、玉米粒各30克，大米70克。

配料 白糖3克。

做法

1. 将大米、黑豆均泡发清洗干净；玉米粒清洗干净。

2. 锅置火上，倒入清水，放入大米、黑豆煮至水开。

3. 加入玉米粒同煮至浓稠状，调入白糖搅拌均匀即可。

功效解读 黑豆中含有丰富的维生素A、叶酸，有补肾强身、活血利水、解毒、活血润肤的功效，特别适合肾虚体弱的孕妇。孕妇常食用黑豆，对肾虚体弱、腰痛膝软、身面浮肿、风湿痹病、关节不利、痈肿疮毒等症有良好的防治作用。玉米富含维生素，有利于胎儿的智力发育。

孕九月控制体重食疗方推荐

葡萄汁

主料 葡萄1串，葡萄柚半个。

配料 白糖适量。

做法

1. 将葡萄柚去皮后切成适当大小的块；葡萄清洗干净，去籽。

2. 将切好的葡萄柚及葡萄放入榨汁机中一起搅打成汁。

3. 用滤网把汁滤出，调入白糖即可饮用。

功效解读 此葡萄汁中富含维生素C，可有效促进铁的吸收；葡萄汁还含有大量的天然糖、维生素、微量元素和有机酸，能促进孕妇机体的新陈代谢。葡萄柚富含果胶，果胶是一种可溶性纤维，可以溶解胆固醇，对孕妇水肿有一定的食疗作用。

孕十月，孕妇进入饮食营养的冲刺阶段，既要满足胎儿生长和自身所需的营养要求，还要为分娩储备足够的能量，要多吃体积小、营养价值高的食物，减少碳水化合物的摄入。

胎儿发育

胎长约为 51 厘米，头发有 3～4 厘米长。手脚肌肉发育完善，骨骼变硬，人体系统发育成熟，身体各部分器官发育完成，肺部器官已渐趋完善。胎动次数减少，随时准备出生。

孕妇身体变化

本月孕妇体重达到最高峰。从乳房中溢出的乳汁增多。孕妇容易尿频、尿急，并产生排尿不干净的感觉。便秘现象尤为明显。阴道分泌物会持续增多。因为胎儿下降准备入盆，子宫对脏腑的挤压会减轻，呼吸较为轻松。孕妇会出现不规则的阵痛、浮肿以及静脉曲张等情况，可能会为未知的分娩感到紧张。

本月饮食方案

日常饮食中，孕妇不要再吃体积大且营养价值低的食物，如红薯、土豆等。应多吃体积小而营养丰富的食物，如动物性食物、富含脂肪和糖的食物等，这些食物能为孕妇贮存更多的体力，为分娩提供充沛的精力。还应补充各种维生素和钙、铁等，特别是富含维生素 B_1 的鱼类食物。

鸡蛋体积小，营养价值高，尤适合孕晚期食用。

一日食谱推荐		
餐次	用餐时间	饮食推荐
早餐	7～8点	1杯豆浆，1个煮鸡蛋，1碗面条
加餐	10点左右	1杯牛奶，几枚开心果
午餐	12～13点	猪心柏子仁，香菜炒牛肉，排骨海带汤，100克米饭
加餐	15点左右	1杯酸奶，100克钙奶饼干
晚餐	18～19点	百合炒肉，红烧海参，口蘑炒鸡片，红枣枸杞粥

专家这样讲

孕十月，不宜再进行抚摸胎教

抚摸胎教是一种有助于胎儿发育的胎教方式。然而，到了孕十月，这种胎教方式就不宜再进行了。此时胎儿随时可能出生，抚摸会刺激胎儿，使其烦躁不安，有可能发生早产，可选择其他相对舒缓的胎教方式。

冬瓜蛤蜊汤

主料 蛤蜊250克，冬瓜50克。

配料 盐5克，料酒5毫升，香油少许，姜片10克。

做法

1. 冬瓜洗净、去皮切丁。
2. 蛤蜊洗净，用淡盐水浸泡1小时，捞出沥水。
3. 锅中放入冬瓜、蛤蜊、姜片及料酒、香油，大火煮至蛤蜊开壳后关火，捞出浮沫即可。

功效解读 蛤蜊中含有丰富的钙、铁、锌元素，可以减轻孕妇腿抽筋、贫血等孕期不良反应。冬瓜利尿，是孕妇消除水肿的佳品。冬瓜也含有多种维生素和人体所必需的微量元素，可调节人体的代谢平衡，为胎儿补充所需的营养。

杨桃牛奶香蕉蜜

主料 杨桃1个，牛奶200毫升，柠檬半个，香蕉1根。

配料 冰糖少许。

做法

1. 将杨桃清洗干净，切块；香蕉去皮切块；柠檬切片。
2. 将杨桃、香蕉、柠檬、牛奶放入果汁机中，搅打均匀。
3. 果汁中加入少许冰糖调味即可。

功效解读 本品有助于舒缓孕妇临产前的紧张和焦虑情绪。香蕉含有血清素，它可以刺激人的大脑神经系统，有利于平缓心态。牛奶含有大量具有镇静安神作用的物质，可减轻紧张、暴躁和焦虑的情绪，起到镇静安神的作用。

番茄

缓解疲劳
增进食欲

● **热量**
85 千焦 /100 克

● **性味**
性凉，味甘、酸

● **主打营养素**
番茄红素、苹果酸、柠檬酸

● **归经**
归肺、肝、胃经

适用量： 每天食用2个为宜。

番茄特有的番茄红素有保护血管内壁的作用，可预防妊娠高血压；所含的苹果酸和柠檬酸，有助于增强孕妇的食欲，改善早孕反应。

🔍 食疗功效

番茄具有增进食欲、减少胃胀食积的功效，可以预防妊娠高血压，尤适合食欲不振的孕妇食用。

🔍 选购保存

要选择颜色粉红而且蒂的部位一定要圆润的。保存时可以将番茄放入食品袋中，扎紧袋口，放在阴凉通风处。

特别提示 青色的番茄不宜食用。

☺ 这样搭配最健康

番茄+芹菜＝ **可降压、健胃，缓解早孕反应**

孕期优选食疗方推荐

番茄炒鸡蛋

主料 番茄500克，鸡蛋2个。

配料 白糖10克，盐适量，淀粉5克，油适量。

做法

1. 番茄清洗干净，去蒂，切成块；鸡蛋打入碗内，加入少许盐，搅匀。

2. 炒锅放油，将蛋液炒成散块，盛出。

3. 炒锅中再放些油，油烧热后放入番茄翻炒几下，再放入炒好的鸡蛋，搅炒均匀，加入白糖、盐，再翻炒几下，用淀粉水勾芡即成。

功效解读 本品对胎儿的神经系统发育有利，有健脑的功效。

猪肉

滋养脏腑
滑润肌肤

- **热量**
  1653 千焦 /100 克
- **性味**
  性温，味甘、咸
- **主打营养素**
  维生素 B_1、锌、蛋白质
- **归经**
  归脾、胃、肾经

适用量： 每天食用100克为宜。

猪肉富含维生素 B_1 和锌，经常适量食用可促进胎儿的大脑发育；猪肉中还富含蛋白质，可维持机体正常代谢，尤适合孕早期的孕妇食用。

食疗功效

猪肉具有滋阴润燥、补虚养血的功效，对消渴羸瘦、热病伤津、便秘、燥咳等病症有食疗作用，孕妇食用有滋补养身的作用。

孕期营养

猪肉营养丰富，有补虚养血、增强免疫力等作用。不过猪肉不宜过食，肥肉尤其如此。

特别提示 宜选购有光泽、红色均匀、用手指压后凹陷部分能立即恢复的猪肉。

营养成分（每100克含量）

营养素	含量	营养素	含量
蛋白质	13.20克	脂肪	37克
碳水化合物	2.4克	胆固醇	80毫克
维生素 A	18微克	烟酸	3.5毫克
维生素 E	0.35毫克	钾	204毫克
钠	59.4毫克	钙	6毫克
锌	2.06毫克	铁	1.60毫克

孕期优选食疗方推荐

松子焖酥肉

主料 五花肉300克，新鲜油菜150克，松子10粒。

配料 盐3克，白糖10克，油、酱油、醋、料酒各适量。

做法

1. 五花肉清洗干净；油菜清洗干净备用。
2. 油菜焯熟，捞出沥干摆盘。
3. 白糖入油锅烧化，再加盐、酱油、醋、料酒做成味汁，放入五花肉裹匀，加适量清水，焖煮至熟，盛在油菜上，用松子点缀即可。

功效解读 这道菜不仅营养丰富，香味袭人，而且有滋养脏腑、润滑肌肤、补中益气的作用，特别适合孕妇食用。

卷心菜

增进食欲
促进消化

适用量： 每次食用80克为宜。

● **热量**
92千焦/100克

● **性味**
性平，味甘

● **主打营养素**
叶酸、维生素C、维生素E、B族维生素

● **归经**
归脾、胃经

卷心菜富含叶酸，叶酸是胎儿神经发育的关键营养素。卷心菜还富含多种维生素，有调节新陈代谢的作用，对保证胚胎器官的形成发育有重要作用。

🔍 **食疗功效**

卷心菜有增强食欲、促进消化、预防便秘的功效，对睡眠不佳、失眠多梦、关节屈伸不利或胃脘疼痛等病症患者有效，特别适合孕妇食用。

🔍 **选购保存**

选购卷心菜以结球紧实，修整良好，无老帮、焦边、侧芽萌发，无病虫害损伤者为佳。卷心菜可置于阴凉通风处保存2周左右。

特别提示 秋冬时期的卷心菜最适合孕妇食用。

☺ **这样搭配最健康**

卷心菜+番茄= 可益气生津、清热祛火，预防便秘

孕期优选食疗方推荐

芝麻炒卷心菜

主料 黑芝麻10克，卷心菜嫩心500克。

配料 盐、食用油各适量。

做法

1. 黑芝麻清洗干净，入锅内小火慢炒，当炒至芝麻散发香味时盛出晾凉备用；卷心菜嫩心清洗干净，切小片。

2. 炒锅上火，倒入食用油烧热，投入卷心菜炒1分钟后加盐，用大火炒至卷心菜熟透发软，起锅装盘，撒上芝麻拌匀。

功效解读 卷心菜富含叶酸，还含有大量人体必需的营养素，如氨基酸、胡萝卜素等，其维生素C含量尤多，能提高人体免疫力。

芥蓝

利水化痰
清心解乏

适用量： 每次食用100克为宜。

- ● **热量**
  79 千焦 /100 克

- ● **性味**
  性温，味甘、咸

- ● **主打营养素**
  维生素 B₁、锌、蛋白质

- ● **归经**
  归脾、胃、肾经

芥蓝含有可溶性膳食纤维，可润肠通便；芥蓝中的维生素 A 和镁元素还能保证胎儿皮肤、胃肠道和肺部的健康，适合孕早期、中期的孕妇食用。

🔍 食疗功效

芥蓝具有利尿化痰、解毒祛风、清心明目、降低胆固醇、预防心脏病的作用。芥蓝中含有大量膳食纤维，能防止便秘。非常适合食欲不振、便秘、高胆固醇血症患者以及孕妇食用。

🔍 孕期营养

芥蓝含淀粉多，口感不如菜心，但很爽脆。

特别提示 芥蓝不宜保存太久，建议购买新鲜的芥蓝后尽快食用。

营养成分（每100克含量）

营养素	含量	营养素	含量
蛋白质	2.80克	脂肪	0.40克
碳水化合物	1克	膳食纤维	1.60克
维生素 A	575微克	维生素 B₁	0.02毫克
维生素 B₂	0.09毫克	维生素 C	76毫克
钙	128毫克	镁	18毫克
锌	1.30毫克	铁	2毫克

孕期优选食疗方推荐

芥蓝炒核桃

主料 芥蓝350克，核桃仁200克。

配料 盐3克，鸡精1克，油适量。

做法

1. 将芥蓝清洗干净，切段；核桃仁清洗干净，入沸水锅中余水，捞出沥干待用。

2. 锅注油烧热，下入芥蓝爆炒，再倒入核桃仁一起翻炒片刻。

3. 最后调入盐和鸡精调味，装盘即可。

功效解读 核桃富含蛋白质及人体营养必需的不饱和脂肪酸，这些成分皆为大脑组织细胞代谢的重要物质，能滋养脑细胞、增强脑功能。

西蓝花

健脑壮骨
补脾和胃

适用量： 每日食用10克为宜。

- **热量**
  138 千焦/100 克
- **性味**
  性凉，味甘
- **主打营养素**
  维生素E、维生素K
- **归经**
  归肾、脾、胃经

西蓝花口感鲜嫩，色泽淡绿，如同碧玉一般，制作菜肴可凉可热，可荤可素，多吃西蓝花还有清肝热、利小便、防止便秘、预防癌症之功效。

食疗功效

西蓝花能够阻止胆固醇氧化，防止血小板凝结成块，可预防妊娠心脏病。适合口干舌燥、食欲不振、大便干结者或孕妇滋补食用。

选购保存

选购西蓝花时以花球大、紧实、色泽好、花茎脆嫩、花芽尚未开放的为佳，而花芽黄化、花茎过老的西蓝花则品质不佳。

特别提示 西蓝花适合孕早期的孕妇食用。

☺ 这样搭配最健康

西蓝花 + 胡萝卜 = 健脾胃，预防消化系统疾病

孕期优选食疗方推荐

素拌西蓝花

主料 西蓝花60克，胡萝卜、香菇各15克。

配料 盐少许。

做法

1. 西蓝花清洗干净，切朵；胡萝卜清洗干净，切片；香菇清洗干净，切片。
2. 将适量的水烧开后，把胡萝卜放入锅中焯熟，再把西蓝花和香菇放入开水中烫一下。
3. 所有材料捞出后加入盐拌匀即可。

功效解读 这道菜富含维生素A、维生素C等营养成分，非常适合孕妇及产妇食用。

莲藕

清热化湿
补益脾胃

适用量： 每次食用200克为宜。

● **热量**
293 千焦 /100 克

● **性味**
性凉，味辛、甘

● **主打营养素**
淀粉、蛋白质、维生素 C、
碳水化合物、维生素 B$_6$

● **归经**
归肺、胃经

莲藕中含有丰富的淀粉、蛋白质、维生素 C 及碳水化合物，能为孕妇提供热量，并能预防妊娠期牙龈出血，有助于胎儿的健康发育。

食疗功效

莲藕有滋阴养血的功效，可补五脏之虚、强壮筋骨、补血养血。生食能清热润肺、凉血行淤，熟食可健脾开胃、止泄固精。对淤血、吐血、衄血、尿血、便血的患者及孕妇、白血病患者极为适宜。

孕期营养

熟藕有养胃滋阴、健脾益气的功效，是一种很好的食补佳品。藕粉有养血止血、调中开胃之功效。因此，整个孕期都可以适量食用莲藕。

营养成分（每100克含量）

营养素	含量	营养素	含量
蛋白质	1.90克	脂肪	0.20克
碳水化合物	15.2克	膳食纤维	1.20克
维生素 A	3微克	维生素 B$_1$	0.09毫克
维生素 B$_2$	0.03毫克	维生素 C	44毫克
维生素 E	0.73毫克	镁	19毫克
锌	0.23毫克	铁	1.4毫克

孕期优选食疗方推荐

莲藕排骨汤

主料 莲藕350克，猪排骨250克。

配料 盐3克，高汤适量，鸡精2克。

做法

1. 莲藕洗净、切块；猪排骨清洗干净，斩块。
2. 猪排骨入沸水中氽透。
3. 瓦罐中加入高汤、莲藕、猪排骨、盐、鸡精，用锡纸封口，放入煨缸，用木炭煨制4小时即可。

功效解读 这道汤味道鲜美，能增强脾胃的吸收能力，且含有丰富的钙质，可维护骨骼健康，有滋阴润燥、益精补血的功效。

生姜

发汗解表
温中止呕

- **热量**
  172 千焦/100 克
- **性味**
  性微温，味辛
- **主打营养素**
  挥发油、姜烯、姜酮的混合物
- **归经**
  归脾、胃、肺经

适用量： 每日食用10克为宜。

生姜富含挥发油，能增强胃液的分泌和胃壁的蠕动，可促进消化。姜中分离出来的姜烯、姜酮的混合物均有明显的止呕吐作用，尤适合孕早期的孕妇食用。

食疗功效

生姜对外感风寒、胃寒呕吐、风寒咳嗽、腹痛腹泻等病症有食疗作用，还可有效缓解孕吐。此外，姜提取液具有显著的抑制皮肤真菌和杀灭阴道滴虫的功效，可治疗各种痈肿疮毒。

孕期营养

在孕早期食用生姜可以缓解孕吐，但是不要一次吃太多。孕妇用姜水洗浴还可防风湿头痛。

特别提示 优质姜应完整饱满、节疏肉厚、无须根、无损伤、无烂顶、无黑心。

营养成分（每100克含量）

营养素	含量	营养素	含量
蛋白质	1.30克	脂肪	0.60克
碳水化合物	7.60克	膳食纤维	2.70克
维生素 A	28毫克	维生素 B_1	0.02毫克
维生素 B_2	0.03毫克	维生素 C	4毫克
铜	0.14毫克	镁	44毫克
锌	0.34毫克	铁	1.4毫克
硒	0.56微克		

孕期优选食疗方推荐

姜橘鲫鱼汤

主料 鲫鱼250克，生姜片30克，橘皮8克。

配料 盐3克。

做法

1. 将鲫鱼宰杀，去鳞、鳃和内脏，清洗干净。
2. 锅中加适量水，放入鲫鱼，用小火煨熟，加生姜片、橘皮，稍煨一会儿，再加盐调味即可。

功效解读 生姜和橘皮有助于减轻孕妇的妊娠恶心和呕吐症状。鲫鱼肉味鲜美，肉质细嫩，营养全面，略感甜味。将生姜、橘皮和鲫鱼煮汤，有温中散寒、补脾开胃的功效。

扁豆

**消暑除湿
健脾止泻**

适用量： 每天食用40克左右为宜。

● **热量**
155 千焦 /100 克

● **性味**
性平，味甘

● **主打营养素**
膳食纤维、维生素 C、叶酸

● **归经**
归脾、胃经

扁豆中含有丰富的膳食纤维，可促进排便，预防妊娠期便秘。扁豆中富含的维生素 C 能增强免疫力，常食有助于增强体质，预防妊娠高血压。

🔍 食疗功效

扁豆可健脾和中、消暑清热、解毒消肿，对脾虚呕吐、消化不良等症有较好的改善作用，常食可防治孕妇孕中期、孕晚期的水肿。

🔍 孕期营养

扁豆可预防早孕反应所致的体倦乏力，有健脾益胃之功效。扁豆中的磷、钙、铁等矿物质也比较丰富，有助于胎儿发育。

特别提示 白扁豆生吃或者未炒熟食用，会导致头痛、恶心等中毒反应，最好先焯水再炒。

营养成分（每100克含量）

营养素	含量	营养素	含量
蛋白质	2.70克	脂肪	0.20克
碳水化合物	6.1克	膳食纤维	2.10克
维生素 A	25毫克	维生素 B$_1$	0.04毫克
维生素 B$_2$	0.07毫克	维生素 C	13毫克
维生素 E	0.24毫克	镁	34毫克
锌	0.72毫克	铁	1.90毫克
硒	0.94微克		

孕期优选食疗方推荐

蒜香扁豆

主料 扁豆350克，红椒丝适量。

配料 蒜泥50克，盐、味精、油各适量。

做法

1. 扁豆清洗干净，去掉筋，整条截一刀，入沸水中稍焯。

2. 在锅内加入少许油烧热，下入蒜泥煸香，加入扁豆同炒。

3. 待扁豆煸炒至软时，放入适量盐、味精炒至熟透装盘，饰以红椒丝即可。

功效解读 扁豆中含有叶酸及维生素A、维生素C等营养成分，有健脾益气的作用，适合食欲不佳的孕妇食用。

口蘑

宣肺解表
益气安神

- **热量**
  1157 千焦 /100 克
- **性味**
  性平，味甘
- **主打营养素**
  膳食纤维、烟酸
- **归经**
  归肺、心经

适用量： 每次食用30克为宜。

口蘑中含有大量的膳食纤维，有润肠通便、排毒的功效，还可促进胆固醇排泄，有助于预防孕妇发生妊娠高血压、心脏病。口蘑还含有大量的硒，可提高免疫力。

🔍 食疗功效

口蘑有宣肺解表、益气安神的作用，可用来辅助治疗心神不安、失眠，改善各种疲劳症状。另外，口蘑中还含有丰富的微量元素硒，可增强人的活力，预防妊娠高血压。

🔍 选购保存

宜选择半球形至平展的白色、菌盖光滑且菌盖大而厚者。口蘑不宜保存，若想要保存，购买时要选购根与泥土粘合在一起的。

特别提示 口蘑中的硒含量仅次于灵芝。

☺ 这样搭配最健康

口蘑+鸡肉= 可补中益气，改善孕妇体虚体乏

孕期优选食疗方推荐

口蘑山鸡汤

主料 口蘑20克，山鸡400克，红枣、枸杞子各30克，莲子50克。

配料 姜3片，盐、鸡精各适量。

做法

1. 将口蘑清洗干净，切块；山鸡处理干净，剁块；红枣、莲子、枸杞子泡发，洗净。

2. 将山鸡入沸水中氽透捞出，入冷水洗净。

3. 待煲中水烧开，下入姜片、山鸡块、口蘑、红枣、莲子、枸杞子一同煲炖90分钟，调入适量盐、鸡精即可。

功效解读 这道汤有滋补强身、增进食欲、防治便秘的效果，适合孕早期的孕妇食用。

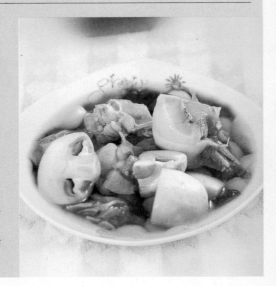

鸡腿菇

促进消化
增强免疫

适用量： 每次食用60克左右为宜。

- **热量**
  1075 千焦 /100 克

- **性味**
  性平，味甘

- **主打营养素**
  蛋白质、生物活性酶

- **归经**
  归脾、胃、肝经

鸡腿菇中富含蛋白质，能提高机体免疫力，促进胎儿发育。鸡腿菇中还含有多种生物活性酶，有帮助消化的作用，可缓解早孕反应。

食疗功效

鸡腿菇不但美味可口，还可提高免疫力、促进肠壁的蠕动、帮助消化、安神除烦，孕妇常食还可预防妊娠期便秘、糖尿病。

孕期营养

鸡腿菇口感滑嫩，清香味美，营养素种类比较多，孕早期孕妇常食既可增强营养物质的吸收，又可促进食欲，降低早孕反应带来的不适。

特别提示 将鸡腿菇根部杂物除净，放在淡盐水中浸泡15分钟，装入塑料袋，可保鲜。

营养成分（每100克含量）

营养素	含量	营养素	含量
蛋白质	25.90克	脂肪	2.90克
碳水化合物	51.80克	膳食纤维	7.10克
钾	1661.93毫克	锰	29.22微克
钠	34.01毫克	钙	106.70毫克
磷	634.17毫克	镁	191.47毫克
锌	0.092毫克	铁	1376微克
铜	0.045毫克		

孕期优选食疗方推荐

鸡腿菇煲排骨

主料 猪排骨250克，鸡腿菇100克。

配料 料酒8毫升，酱油、葱、姜、盐、鸡精各适量。

做法

1. 先将猪排骨洗净，斩段，用料酒、酱油稍腌；鸡腿菇清洗干净，对切。

2. 然后将猪排骨放入砂锅，加入水及葱、姜，以及适量盐、鸡精煲熟，捞出装盘，并保留砂锅中的汁水，下入鸡腿菇略煮，盛出铺入装有猪排骨的碗中即可。

功效解读 本品有助于增进食欲、促进消化、增强人体免疫力，尤其适合孕妇食用。

豆腐

宽中益气
调和脾胃

- **热量**
  339 千焦 /100 克

- **性味**
  性凉，味甘

- **主打营养素**
  大豆蛋白

- **归经**
  归脾、胃、大肠经

适用量： 每天食用50克左右为宜。

豆腐营养价值极高，含有铁、钾、铜、钙、锌、磷、叶酸、烟酸、维生素 B_1、维生素 B_6 和卵磷脂等多种营养素，是孕妇补充营养的不错选择。

🔍 食疗功效

豆腐是药食兼备的食品，有益气、补虚的功效，常食可促进机体代谢、增强免疫力。豆腐还含有不饱和脂肪酸、卵磷脂，有促进胎儿大脑发育的作用。

🔍 选购保存

水豆腐宜选购无水纹、无杂质、晶白细嫩的，老豆腐宜选择颜色微黄、用刀切后不碎者。

特别提示 豆腐一次食用不宜过多，否则容易腹泻腹胀。

☺ 这样搭配最健康

豆腐+鱼＝补钙，防抽筋，促进胎儿骨骼发育

孕期优选食疗方推荐

豆腐鱼头汤

主料 鲢鱼头1个，豆腐200克。

配料 盐3克，葱段、姜片各2克，香菜末少许，香油、清汤各适量。

做法

1. 鲢鱼头洗净，斩大块；豆腐洗净切块。
2. 净锅上火倒入清汤，调入盐、葱段、姜片，下入鲢鱼头、豆腐煲至熟，淋入香油，撒入少许香菜末即可。

功效解读 豆腐和鱼头都是高蛋白、低脂肪和多维生素的食品，二者均含有丰富的健脑物质，特别是鱼头，营养丰富，含有鱼肉中所缺乏的卵磷脂，有助于胎儿的大脑发育。

猪骨

益气补虚 强壮筋骨

适用量： 每天食用100克左右为宜。

- **热量**
  1105 千焦 /100 克
- **性味**
  性温，味甘、咸
- **主打营养素**
  磷酸钙、骨胶原、骨黏蛋白
- **归经**
  归脾、胃经

猪骨中磷酸钙、骨胶原、骨黏蛋白含量丰富，一方面有助于促进母婴对钙的吸收，预防抽筋；另一方面可滋阴润燥、益精补血，孕妇食后可防上火。

食疗功效

猪骨有补脾、润肠胃、生津液、丰肌体等功效。孕妇喝猪骨汤可及时补充人体所必需的骨胶原等物质，强筋健骨，并促进胎儿骨质发育。

孕期营养

多喝猪骨汤是非常有益的，孕早期孕妇不一定要大补特补，主要还是要营养均衡。猪骨营养丰富，除了适宜孕早期食用，孕中期、孕晚期及产褥期也都可以食用。

特别提示 猪骨可用浸过醋的湿布包起来保鲜。

营养成分（每100克含量）

营养素	含量	营养素	含量
蛋白质	18.30克	脂肪	20.40克
碳水化合物	1.70克	维生素 A	12微克
维生素 B$_1$	0.80毫克	维生素 B$_2$	0.15毫克
维生素 E	0.11毫克	钙	8毫克
磷	125毫克	镁	17毫克
锌	1.72毫克	铁	0.80毫克
硒	10.3微克		

孕期优选食疗方推荐

玉米板栗排骨汤

主料 猪排骨350克，玉米棒200克，去皮熟板栗50克。

配料 食用油30毫升，盐、味精各3克，葱花、姜末各5克，高汤适量，枸杞子少许。

做法

1. 将猪排骨清洗干净，斩块，汆水；玉米棒洗净切块；板栗清洗干净，备用。
2. 净锅上火倒入食用油，将葱花、姜末爆香，下入高汤、猪排骨、玉米棒、板栗、枸杞子，调入盐、味精煲至熟即可。

功效解读 本品含有大量磷酸钙、骨胶原、蛋白质、维生素和矿物质，适合孕妇食用。

鸭肉

滋补养胃
消肿止咳

适用量： 每天食用60克为宜。

● **热量**
1004 千焦 /100 克

● **性味**
性寒，味甘

● **主打营养素**
蛋白质、多种矿物质、B 族维生素、维生素 E

● **归经**
归脾、胃、肺、肾经

鸭肉内含有丰富的蛋白质、B 族维生素和维生素 E，及磷、锌、铜等多种矿物质，可开胃消食、滋补身体、增强免疫力，是孕妇补充营养的健康食材。

🔍 食疗功效

鸭肉具有养胃滋阴、清肺解热、利水消肿之功效，且鸭肉所含脂肪主要是不饱和脂肪酸，能起到保护心脏的作用，非常适合孕妇食用。

🔍 选购保存

体表光滑、呈乳白色，切开后切面呈玫瑰色，表明是优质鸭。保存鸭肉的方法有很多，如用熏、腊、风干、腌等方法保存。

特别提示 鸭肉可作为孕早期孕妇补身体或产后恢复的优选食品。

☺ **这样搭配最健康**

鸭肉+山药= 滋阴润肺，益气补虚

孕期优选食疗方推荐

老鸭红枣猪蹄煲

主料 老鸭250克，猪蹄1个，红枣4颗。

配料 盐少许，青菜叶适量。

做法

1. 将老鸭处理干净，斩块氽水；猪蹄清洗干净，斩块氽水备用；红枣、青菜叶洗净。
2. 净锅上火倒入水，调入盐，下入老鸭块、猪蹄、红枣、青菜叶煲至熟即可。

功效解读 这道汤是清补佳品，它不仅营养丰富，而且有滋五脏之阳、清虚劳之热、补血行水、养胃生津的功效。所用食材可起到营养互补的效果，有助于孕妇开胃健脾，预防贫血。

鳙鱼

益智健脑
益气补虚

- **热量**
  418 千焦 /100 克
- **性味**
  性温，味甘
- **主打营养素**
  不饱和脂肪酸
- **归经**
  归胃经

适用量： 每天食用100克为宜。

鳙鱼中富含"脑黄金"，可以起到维持、提高、改善大脑功能的作用，孕早期孕妇常食有助于促进胎儿的脑部发育。

食疗功效

鳙鱼具有补虚弱、暖脾胃、祛头眩、益脑髓、疏肝解郁、健脾利肺、祛风寒、益筋骨的功效。鳙鱼还富含磷脂，可促进胎儿的大脑发育。

孕期营养

鳙鱼头大，鱼脑中含有较多的不饱和脂肪酸，有助于胎儿智力发育，适合孕妇食用，孕中期孕妇食用鳙鱼头汤尤其滋补。

特别提示 以鲜活、鱼体光滑、整洁、无病斑、无鱼鳞脱落的鳙鱼为佳。

营养成分（每100克含量）

营养素	含量	营养素	含量
蛋白质	15.30克	脂肪	2.20克
碳水化合物	4.70克	维生素 A	34微克
维生素 B_1	0.04毫克	维生素 B_2	0.11毫克
维生素 E	2.65毫克	钙	82毫克
铜	0.07毫克	镁	26毫克
锌	0.76毫克	铁	0.80毫克
硒	19.4微克		

孕期优选食疗方推荐

香菜豆腐鱼头汤

主料 鳙鱼头1个，豆腐250克，香菜适量。

配料 姜2片，盐、油各适量。

做法

1. 鱼头去鳃，剖开，洗净后用盐腌2小时；香菜清洗干净。

2. 豆腐清洗干净，沥干水，切块；将豆腐、鱼头入油锅两面煎至金黄色。

3. 锅中下入鱼头、姜，加入沸水，大火煮沸后，加入煎好的豆腐，煲30分钟，放入香菜，稍滚即可，不用加盐。

功效解读 本品肉质细嫩、营养丰富，含有铁、钙、磷、镁等人体必需的多种元素。

鳜鱼

补虚解乏
益胃固脾

适用量： 每次食用80克为宜。

- **热量**
  490 千焦 /100 克
- **性味**
  性平，味甘
- **主打营养素**
  蛋白质、多种矿物质、维生素
- **归经**
  归脾、胃经

> 鳜鱼中富含蛋白质、维生素 A、钙、磷、锌等多种营养素，能增强孕妇免疫能力。孕产妇常食鳜鱼，可起到补五脏、益精血、健体的作用。

食疗功效

鳜鱼有补气血、健脾胃之功效，可强身健体、延缓衰老。鳜鱼的肉和胆等还具有一定的药用价值，可帮助孕吐反应严重的孕妇改善胃口。

选购保存

优质的鳜鱼眼球凸出，角膜透明，鱼鳃色泽鲜红，腮丝清晰，鳞片完整有光泽、不易脱落，鱼肉坚实、有弹性。将鱼处理干净后，放入冰箱冷藏即可。

特别提示 鳜鱼以肉质细嫩丰满者为佳。

☺ 这样搭配最健康

鳜鱼＋白菜＝ 增强造血功能，预防孕妇贫血

孕期优选食疗方推荐

吉祥鳜鱼

主料 鳜鱼1条，西蓝花100克。

配料 盐、酱油、淀粉、葱丝各适量。

做法

1. 将鳜鱼处理干净，切成片（保留头尾），以盐、淀粉上浆备用。
2. 西蓝花掰成小朵，清洗干净，焯水摆盘；鳜鱼头、尾入蒸锅蒸熟，摆在西蓝花上。
3. 鱼片下入沸水锅中氽熟，倒在西蓝花上，调入酱油，撒上葱丝即可。

功效解读 孕妇食用鳜鱼，既可以补气血又可以益虚劳。再加上维生素含量丰富的西蓝花，不仅色泽诱人，而且营养滋补之效更佳。

苹果

**生津止渴
健胃消食**

适用量： 每日食用1个为宜。

- **热量**
  218 千焦/100 克
- **性味**
  性凉，味甘、微酸
- **主打营养素**
  钾、苹果酸、维生素 C
- **归经**
  归脾、肺经

孕妇多吃苹果可消除妊娠呕吐，并补充维生素 C 等营养素，其中苹果所含的钾可以调节水、电解质平衡，防止因频繁呕吐而引起酸中毒。

🔍 食疗功效

苹果具有润肺、健胃、生津、止渴、止泻、消食、顺气、醒酒的功能，非常适合孕妇食用。苹果含有大量的纤维素，常吃可缩短排便时间，能够减少直肠癌的发生。

🔍 孕期营养

苹果能够缓解孕妇呕吐、水肿等多种妊娠反应。我国民间还有孕期吃苹果，将来宝宝皮肤白嫩的说法。

特别提示 应选果皮光洁、颜色艳丽的苹果。

营养成分（每100克含量）

营养素	含量	营养素	含量
蛋白质	0.20克	脂肪	0.20克
碳水化合物	12.3克	膳食纤维	1.20克
维生素 A	3微克	维生素 B$_1$	0.06毫克
维生素 B$_2$	0.02毫克	维生素 C	4毫克
维生素 E	2.12毫克	钙	4毫克
锌	0.19毫克	铁	0.60毫克
钾	119毫克		

孕期优选食疗方推荐

苹果菠萝桃汁

主料 苹果1个，菠萝300克，桃子1个。

配料 柠檬汁适量。

做法

1. 分别将桃子、苹果、菠萝去皮并清洗干净，均切成小块，入盐水中浸泡。
2. 将桃子、苹果、菠萝一起放入榨汁机中，榨出果汁，然后加入柠檬汁，搅拌均匀即可。

功效解读 苹果含有丰富的锌，可以促进胎儿的大脑发育；苹果所含的丰富的膳食纤维可促进消化，缓解孕妇便秘；菠萝可补脾胃、益气血；桃子富含B族维生素，可促进胎儿发育。

橘子

润肺止咳
顺气止渴

适用量： 每日食用1个为宜。

● **热量**
322 千焦 /100 克

● **性味**
性平，味甘、酸

● **主打营养素**
维生素 A、维生素 C

● **归经**
归肺、脾、胃经

橘子富含维生素 A，能保证胎儿皮肤、胃肠道和肺部的健康。橘子富含的维生素 C 是提高孕妇身体免疫力、参与人体正常代谢的重要营养物质。

🔍 食疗功效

橘子具有开胃理气、生津润肺、化痰止咳等功效，且富含维生素 C 和柠檬酸，具有消除疲劳和美容的作用，孕妇可以适量食用。

🔍 选购保存

应挑选表面平滑光亮、外表皮薄、果实成熟、果蒂不干枯的橘子。储存时装在有洞的网袋中，放置在通风处即可。

特别提示 橘子一次食用不宜过多，易上火。

☺ 这样搭配最健康

橘子+生姜= 增强体质，防治感冒

+

孕期优选食疗方推荐

橘子优酪乳

主料 橘子2个。

配料 优酪乳250毫升。

做法

1. 将橘子清洗干净，去皮、去籽，备用。
2. 将橘子放入榨汁机内，榨出汁，加入优酪乳，搅拌均匀即可。

功效解读 橘子含有丰富的糖类、维生素、苹果酸、柠檬酸、蛋白质、膳食纤维以及多种矿物质等；优酪乳除了含有钙、磷、钾之外，还含有维生素A、叶酸及烟酸等。将橘子汁与营养丰富的优酪乳搅拌成果汁，酸甜可口，可以缓解孕吐，还有助于消化及防止便秘。

柠檬

止咳祛痰
健胃行气

适用量： 每日食用1~2片为宜。

- **热量**
  146 千焦 /100 克
- **性味**
  性微温，味甘、酸
- **主打营养素**
  柠檬酸、维生素
- **归经**
  归肺、胃经

柠檬味酸，能补充人体所需的维生素 C，有良好的止孕吐的效果，还能有效预防妊娠高血压综合征。

🔍 食疗功效

柠檬有生津祛暑、化痰止咳、健脾消食之功效，可用于暑天烦渴、孕妇食少、胎动不安等症。柠檬富含维生素 C，柠檬汁外用也是美容洁肤的佳品。另外，吃柠檬还能防治肾结石。

🔍 选购保存

一定要选手感硬实、表皮紧绷、颜色亮丽、分量较沉、发育良好的柠檬。

特别提示 柠檬放床边，早上嗅一嗅可防晨吐。

☺ 这样搭配最健康

柠檬+马蹄= 生津止渴，滋阴润燥

孕期优选食疗方推荐

柠檬柳橙香瓜汁

主料 柠檬1个，柳橙1个，香瓜1个。

配料 白糖适量。

做法

1. 柠檬清洗干净，切块；柳橙去皮后取出籽，切成可放入榨汁机的大小；香瓜清洗干净，去籽，切块。
2. 将柠檬、柳橙、香瓜依次放入榨汁机中，搅打成汁，调入白糖即可。

功效解读 本品富含维生素C、钙、磷、钾、β-胡萝卜素、柠檬酸、B族维生素等，不仅有助于孕妇安胎，还有助于胎儿的健康发育。

石榴

生津止渴
收涩止泻

适用量： 每日食用40克为宜。

- **热量**
264 千焦 /100 克
- **性味**
性温，味甘、酸、涩
- **主打营养素**
维生素 C
- **归经**
归肺、肾、大肠经

石榴含有丰富的维生素 C，可以保护细胞，提高人体的免疫力，还可以促进铁的吸收，预防孕妇缺铁性贫血。

食疗功效

石榴含有多种有机酸，能帮助消化吸收，增强食欲。石榴所含的维生素 C 和胡萝卜素都是强抗氧化剂，可防止细胞癌变。

孕期营养

石榴可有效缓解孕妇食欲不振的状况，尤其是在孕早期。吃石榴不光对孕妇自身的健康有好处，还对胎儿的大脑发育有益。

特别提示 石榴不宜保存太长时间，买回后1周内吃完为佳。

营养成分（每100克含量）

营养素	含量	营养素	含量
蛋白质	1.40克	脂肪	0.20克
碳水化合物	13.9克	膳食纤维	4.80克
磷	71毫克	维生素 B_1	0.05毫克
维生素 B_2	0.03毫克	维生素 C	9毫克
维生素 E	4.91毫克	钙	9毫克
锌	0.19毫克	铁	0.30毫克
钾	231毫克		

孕期优选食疗方推荐

石榴苹果汁

主料 石榴、苹果、柠檬各1个。

配料 白糖适量。

做法

1. 剥开石榴的表皮，取出果实；将苹果清洗干净，去核，切块；将柠檬洗净，切片。
2. 将苹果、石榴子、柠檬放进榨汁机中榨汁后加入适量的白糖即可饮用。

功效解读 本品含有维生素C、B族维生素、有机酸、锌、钙、磷等多种营养成分，有安胎止吐的作用。且口味酸甜适中，富含营养，是孕早期孕妇的健康饮品。

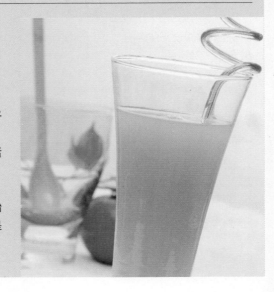

枇杷

生津润肺
清热健胃

适用量： 每次食用1~2个为宜。

● **热量**
163 千焦/100 克

● **性味**
性平，味甘、酸

● **主打营养素**
苹果酸、柠檬酸

● **归经**
归脾、肺、肝经

枇杷有促进消化、增强食欲的作用，孕早期孕妇吃枇杷，可以预防食欲不佳、消化功能下降等症状的发生，还有止呕的作用。

食疗功效

枇杷具有生津止渴、清肺止咳、和胃除逆之功效，对保护视力、保持皮肤滋润健康、促进胎儿发育有重要的作用。

选购保存

要选择颜色金黄、颗粒完整、果面有茸毛和果粉的枇杷。枇杷一般储存在干燥通风的地方即可。如把它浸入冷水、糖水或盐水中，可防变色。尚未成熟的枇杷切勿食用。

特别提示 枇杷的果核有毒，千万不要误食。

☺ 这样搭配最健康

枇杷+蜂蜜= 可防治肺热咳喘、妊娠期便秘

孕期优选食疗方推荐

蜜汁枇杷综合汁

主料 枇杷150克，香瓜50克，菠萝50克。

配料 蜂蜜2大匙，凉开水150毫升。

做法

1. 香瓜清洗干净，去皮，切块；菠萝去皮，洗净，切块；枇杷清洗干净，去皮、去果核。

2. 将蜂蜜、凉开水和准备好的材料放入榨汁机中榨成汁即可。

功效解读 本品所含的有机酸能刺激消化腺分泌，对增进食欲有相当大的作用，特别适合孕妇饮用。

板栗

健脾益胃
消肿强心

- **热量**
  774 千焦 /100 克
- **性味**
  性温，味甘
- **主打营养素**
  叶酸、蛋白质
- **归经**
  归脾、胃、肾经

适用量： 每日食用5个为宜。

板栗特别适合孕早期孕妇食用。板栗中含有蛋白质和氨基酸，因胎儿对蛋白质的需求量较高，适量吃一些板栗可提高孕妇的免疫力。

🔍 食疗功效

板栗可防治高血压，孕妇常食有助于预防妊娠高血压。常吃板栗，还可以有效治疗日久难愈的小儿口舌生疮和成人口腔溃疡。

🔍 选购保存

购买板栗时应选果壳老结、无虫眼、无黑斑、无瘪印，较为干燥，果实饱满，颗粒均匀，用手捏果实感到坚实、沉甸甸，咬开肉质嫩黄的。板栗风干或晒干后连壳保存比较方便。

特别提示 一次不宜食用太多，否则易腹胀。

☺ 这样搭配最健康

板栗+鸡肉＝ 可补肾虚、益脾胃，缓解孕吐

孕期优选食疗方推荐

板栗排骨汤

主料 鲜板栗250克，猪排骨500克，胡萝卜200克。

配料 盐3克。

做法

1. 板栗入沸水中用小火煮约5分钟，捞起剥掉壳、膜。
2. 猪排骨放入沸水中汆烫，捞起，斩断，清洗干净；胡萝卜削皮，清洗干净，切块。
3. 将以上材料放入锅中，加水盖过材料，大火煮开，转小火续煮30分钟，加盐调味即可。

功效解读 本品可养胃健脾、补肾强筋、补血益气、补肝明目、润肠通便。

小米

滋阴健脾
益气补虚

适用量： 每天食用50克左右为宜。

- **热量**
1498 千焦 /100 克

- **性味**
性凉，味甘、咸

- **主打营养素**
钙、铁、锌、硒、镁、磷、维生素 B_1

- **归经**
归脾、肾经

小米含有丰富的微量元素，有健脾和胃、清热解渴、安眠等功效，能有效调节血糖、补益身体。小米还可缓解孕期精神压力大、紧张等情绪。

🔍 食疗功效

小米适合脾胃虚弱、反胃呕吐、体虚胃弱、精血受损或食欲缺乏的患者及孕妇食用。小米熬粥营养丰富，人们常称之为"代参汤"。

🔍 选购保存

宜选购米粒大小一致，颜色均匀，呈黄色或金黄色，有光泽、无虫、无杂质的小米。将小米贮存于低温干燥避光处即可，也可在小米中加入几瓣大蒜，有防虫的作用。

特别提示 小米粥适合孕后没胃口的孕妇食用。

☺ 这样搭配最健康

小米+黄豆= 可健脾和胃、益气宽中

孕期优选食疗方推荐

小米粥

主料 小米、玉米各50克，糯米20克。

配料 白糖少许。

做法

1. 将小米、玉米、糯米清洗干净。
2. 将洗后的主料放入电饭煲内，加清水后煲粥，煲至粥黏稠时倒出盛入碗内。
3. 加白糖调味即可。

功效解读 将小米搭配玉米和糯米一同熬煮，营养更加全面且丰富，非常适合孕早期孕妇滋补身体、预防缺铁性贫血食用。

牛奶

**补肺养胃
生津润肠**

● **热量**
226 千焦 /100 克

● **性味**
性平，味甘

● **主打营养素**
钙、磷、钾

● **归经**
归心、肺、肾、胃经

适用量： 每天饮用250毫升为宜。

牛奶中钙、磷、钾等矿物质含量丰富，并含有对人体有益的多种维生素、蛋白质，极易被人体吸收利用，是孕妇的极佳饮品。

🔍 **食疗功效**

喝牛奶能促进睡眠安稳；牛奶中的碘、锌和卵磷脂能大大提高大脑的工作效率；牛奶中的镁元素能促进心脏和神经系统的耐疲劳性。

🔍 **孕期营养**

孕早期孕妇的胃口不佳，可以适当喝些牛奶，但并不是所有的孕妇都适合饮用牛奶，如患有胃溃疡的孕妇就不能喝牛奶。

特别提示 牛奶应有鲜美的乳香味，以乳白色、无杂质、质地均匀为宜。

营养成分（每100克含量）

营养素	含量	营养素	含量
蛋白质	3克	脂肪	3.20克
碳水化合物	3.40克	维生素 A	24微克
维生素 B_1	0.03毫克	维生素 B_2	0.14毫克
维生素 C	1毫克	维生素 E	0.21毫克
钙	104毫克	镁	11毫克
锌	0.42毫克	铁	0.30毫克
硒	1.94微克		

孕期优选食疗方推荐

牛奶银耳水果汤

主料 银耳、猕猴桃各100克，圣女果20克，牛奶300毫升。

配料 白糖适量。

做法

1. 银耳用清水泡软，去蒂，切成细丁。
2. 银耳加入牛奶中，以中小火边煮边搅拌，煮至熟软，熄火待凉装碗。
3. 圣女果洗净，对切成两半；猕猴桃削皮切丁，一起加入碗中，调入白糖即可。

功效解读 本品具有滋养心阴、清热生津、通利肠道的功效，产妇食后不但能预防便秘，还有助于安神、提升睡眠质量。

酸奶

生津止渴
补虚开胃

适用量： 每日饮用150毫升左右为宜。

● **热量**
301千焦/100克

● **性味**
性平，味酸、甘

● **主打营养素**
乳酸菌、维生素、叶酸、钙

● **归经**
归胃、大肠经

> 酸奶含有丰富的乳酸菌，能促进体内消化酶的分泌，有助于促进孕妇的食欲。此外，酸奶还提供了可维持健康的维生素、叶酸、钙等营养素。

食疗功效

酸奶具有生津止渴、补虚开胃、润肠通便、降血脂、抗癌等功效，能调节孕妇体内微生物的平衡；经常喝酸奶可以防治营养不良。

孕期营养

由于乳酸的作用，酸奶中的钙极易被人体吸收，特别适合孕妇食用。在饭后，当胃里有一些食物后，可以适量饮用。

特别提示 酸奶pH值较低，孕妇在孕早期反应较大，而且反酸，不宜喝酸奶。

营养成分（每100克含量）

营养素	含量	营养素	含量
蛋白质	2.50克	脂肪	2.70克
碳水化合物	9.30克	维生素A	26微克
维生素B_1	0.03微克	维生素B_2	0.15毫克
维生素C	1毫克	维生素E	0.12毫克
钙	118毫克	镁	12毫克
锌	0.53毫克	铁	0.40毫克
硒	1.71微克		

孕期优选食疗方推荐

赤小豆香蕉酸奶

主料 赤小豆50克，香蕉150克，酸奶200毫升。

配料 蜂蜜少许。

做法

1. 将赤小豆清洗干净，入锅煮熟备用；香蕉去皮，切成小段。
2. 将赤小豆、香蕉段放入搅拌机中，再倒入酸奶和蜂蜜，搅打成汁。

功效解读 这道饮品营养丰富，酸奶含有丰富的钙和蛋白质等；香蕉含有蛋白质、碳水化合物、脂肪、果胶、矿物质、维生素；赤小豆含有丰富的维生素B_1、维生素B_2及多种矿物质。

芹菜

清热除烦
利水消肿

● **热量**
84 千焦 /100 克

● **性味**
性凉，味甘、辛

● **主打营养素**
芹菜碱、膳食纤维、
甘露醇

● **归经**
归肺、胃、肝经

适用量： 每次食用50克为宜。

芹菜含有丰富的膳食纤维，能促进胃肠蠕动，预防便秘。芹菜中所含的芹菜碱和甘露醇等活性成分，有降低血糖的作用，对妊娠高血压有食疗作用。

🔍 食疗功效

芹菜对高血压、头痛、头晕、暴热烦渴、黄疸、水肿、小便热涩不利等症有食疗作用。适合孕妇、高血压患者或缺铁性贫血者食用。

🔍 孕期营养

芹菜中含有利尿有效成分，能消除体内水钠潴留，利尿消肿，非常适合孕妇食用，尤其适合孕中期的孕妇食用。

特别提示 要选色泽鲜绿、叶柄厚、茎部稍呈圆形、内侧微向内凹的芹菜。

营养成分（每100克含量）

营养素	含量	营养素	含量
蛋白质	1.20克	膳食纤维	1.20克
碳水化合物	3.3克	维生素 B_1	0.02毫克
维生素 A	57微克	维生素 C	8毫克
维生素 B_2	0.06毫克	镁	18毫克
维生素 E	1.32毫克	铁	1.20毫克
锌	0.24毫克	钾	206毫克
硒	0.57微克		

孕期优选食疗方推荐

芹菜肉丝

主料 猪肉、芹菜各200克，甜红椒15克。

配料 盐3克，鸡精2克，油适量。

做法

1. 猪肉清洗干净，切丝；芹菜清洗干净，切段；甜红椒去蒂清洗干净，切圈。
2. 锅下油烧热，放入肉丝略炒片刻，再放入芹菜，加盐、鸡精调味，炒熟装盘，用甜红椒圈装饰即可。

功效解读 芹菜有平肝降压、抗癌防癌、利尿消肿、增进食欲的作用。猪肉能提供血红蛋白和促进铁吸收，能改善缺铁性贫血，具有补肾养血、滋阴润燥的功效。

菜心

**补血顺气
解毒消肿**

- ● **热量**
  105 千焦 /100 克

- ● **性味**
  性平，味甘

- ● **主打营养素**
  钙、铁、维生素

- ● **归经**
  归脾、胃经

适用量： 每天食用约100克为宜。

> 　　菜心富含钙、铁、维生素 A、维生素 C 等多种维生素，不但能够刺激肠胃蠕动，还可增强免疫力，预防孕妇缺钙及缺铁性贫血。

🔍 食疗功效

　　菜心具有补血顺气、化痰下气、祛淤止带、解毒消肿、活血降压的功效，有利于通利肠胃，预防各种肠胃疾病，孕妇食之非常有益。

🔍 选购保存

　　选购菜心时应以中等大小、粗细如手指，不空心，且外观整齐、切口处较嫩者为佳。用保鲜膜封好，置于冰箱中可保存 1 周左右。

特别提示 菜心也非常适合产妇食用。

☺ 这样搭配最健康

菜心+豆皮= **可促进代谢，预防各种慢性病**

孕期优选食疗方推荐

牛肝菌菜心炒肉片

主料 牛肝菌、猪瘦肉各100克，菜心适量。

配料 姜丝6克，盐4克，料酒3毫升，鸡精2克，水淀粉5克，香油5毫升，油适量。

做法

1. 牛肝菌洗净切片；猪肉洗净切片；菜心洗净剖开菜梗。

2. 猪肉以料酒、水淀粉腌制。

3. 姜丝入油锅煸香，放入猪肉片炒至断生，加入盐、牛肝菌、菜心炒熟，再调入鸡精、香油炒匀即可。

功效解读 本品有助于增强机体免疫力。

竹笋

清热化痰
益气和胃

- **热量**
  79 千焦 /100 克

- **性味**
  性微寒，味甘

- **主打营养素**
  蛋白质、维生素、膳食纤维

- **归经**
  归胃、大肠经

适用量： 每次食用40～60克为宜。

竹笋中所含的膳食纤维有促进肠胃蠕动的功用，对预防便秘有一定的作用，适合习惯性便秘者、糖尿病患者或孕妇等人群食用。

食疗功效

竹笋具有清热化痰、益气和胃、治消渴、利水道、利膈爽胃、帮助消化、祛食积、预防便秘等功效。

孕期营养

竹笋一年四季皆有，但唯有春笋、冬笋味道最佳。竹笋对怀孕引起的水肿，以及产后虚热、心烦、手足心热都有一定的治疗效果。

特别提示 选购竹笋首先看色泽，黄白色或棕黄色且具有光泽的为上品。

营养成分（每100克含量）

营养素	含量	营养素	含量
蛋白质	2.60克	脂肪	0.20克
碳水化合物	1.8克	膳食纤维	1.80克
钾	389毫克	维生素 B_1	0.08毫克
维生素 B_2	0.08毫克	维生素 C	5毫克
维生素 E	0.05毫克	钙	9毫克
锌	0.33毫克	铁	0.50毫克
硒	0.04微克		

孕期优选食疗方推荐

竹笋鸡汤

主料 鸡半只，竹笋3根。

配料 姜2片，料酒10毫升，盐4克。

做法

1. 鸡洗净，剁块入锅氽烫后捞出冲净。

2. 起锅放水烧开，下鸡块和姜片，并淋入料酒，改小火烧15分钟。

3. 竹笋去壳，清洗干净后切成厚片，放入鸡汤内同煮至熟软，然后加盐调味，即可熄火盛出食用。

功效解读 本品有增强体力、强壮身体的作用。用竹笋和鸡煲汤，既滋补又不油腻，有助于增强机体的免疫功能。

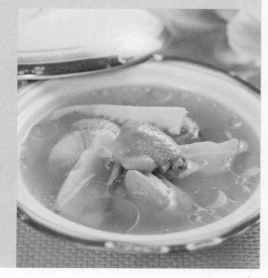

蒜薹

温中下气
通便杀菌

● **热量**
255 千焦/100 克

● **性味**
性平，味甘

● **主打营养素**
大蒜素、粗纤维

● **归经**
归肺、脾经

适用量： 每日食用50克为宜。

蒜薹中所含的大蒜素可增强孕妇的免疫力。蒜薹中还含有丰富的维生素C，能促进铁元素的吸收，有助于预防孕妇贫血。

🔍 食疗功效

蒜薹中所含的大蒜素、大蒜新素可以抑制金黄色葡萄球菌、痢疾杆菌、大肠杆菌、霍乱弧菌等细菌的生长繁殖，预防肠胃病。

🔍 选购保存

应挑选长条脆嫩、枝条浓绿、茎部白嫩者。根部发黄、顶端开花、纤维粗的则不宜购买。蒜薹在0℃的低温中，可以保存两个月。

特别提示 蒜薹一次食用不宜太多。

☺ 这样搭配最健康

蒜薹+莴笋 = 清热利水，预防高血压

孕期优选食疗方推荐

牛柳炒蒜薹

主料 牛柳、蒜薹各250克，胡萝卜100克。

配料 料酒15毫升，淀粉20克，酱油20毫升，盐5克，油适量。

做法

1. 将牛柳清洗干净，切成丝，加入酱油、料酒、淀粉上浆。

2. 蒜薹洗净切段；胡萝卜洗净切丝。

3. 锅烧热入油，然后加入牛柳、蒜薹、胡萝卜丝翻炒至熟，加盐炒匀，出锅即可。

功效解读 本品可预防便秘，维护孕妇的肠道健康。

冬瓜

**利水消肿
化痰解毒**

- **热量**
46千焦/100克

- **性味**
性凉,味甘

- **主打营养素**
维生素C、钾、铜

- **归经**
归肺、大肠、小肠、膀胱经

适用量: 每次食用50克为宜。

冬瓜含有丰富的维生素C和钾,可达到消肿而不伤正气的作用。冬瓜还富含铜,有助于胎儿发育。此外,冬瓜中的粗纤维还能帮助孕妇预防便秘。

食疗功效

冬瓜能减少体内脂肪,有利于减肥,孕妇可适量食用。常吃冬瓜,还可以使皮肤光洁。另外,冬瓜对慢性支气管炎、肠炎、肺炎等感染性疾病有一定的辅助治疗效果。

孕期营养

孕妇吃冬瓜可有效防治水肿,还有利尿解毒、清热化痰、健脾化湿之功效。

特别提示 挑选时用手指按一下,皮较硬且有白霜、肉质密、种子变成黄褐色的冬瓜口感较好。

营养成分(每100克含量)

营养素	含量	营养素	含量
蛋白质	0.40克	脂肪	0.20克
碳水化合物	1.9克	膳食纤维	0.70克
维生素A	13微克	维生素 B_1	0.01毫克
维生素 B_2	0.01毫克	维生素C	18毫克
维生素E	0.08毫克	钙	19毫克
锌	0.07毫克	铁	0.20毫克
钾	78毫克		

孕期优选食疗方推荐

百合龙骨煲冬瓜

主料 百合100克,龙骨300克,冬瓜300克,枸杞子10克。

配料 香葱2克,盐3克。

做法

1. 百合、枸杞子分别清洗干净;冬瓜去皮清洗干净,切块备用;龙骨清洗干净,剁成块;葱清洗干净切碎。

2. 锅中注水,下入龙骨,加盐,大火煮开。

3. 再倒入百合、冬瓜、葱末和枸杞子,转小火熬煮约2小时,至汤色变白即可。

功效解读 本品是营养不良性水肿、孕妇水肿患者的消肿佳品。

玉米

**开胃益智
调理中气**

- ● **热量**
444 千焦 /100 克
- ● **性味**
性平，味甘
- ● **主打营养素**
蛋白质、膳食纤维、镁
- ● **归经**
归脾、肺经

适用量： 每天食用70克左右为宜。

玉米有开胃益智、宁心安神、调理中气等功效，可促进母胎的健康。玉米富含的膳食纤维可预防便秘，有利于维护肠道的健康。

🔍 食疗功效

玉米适合糖尿病、水肿、脚气病、小便不利、腹泻、动脉粥样硬化、冠心病、习惯性流产或不育症等患者食用，特别适合孕妇食用。

🔍 选购保存

选购玉米时以整齐、饱满、无缝隙、色泽金黄、无霉变、表面光亮者为佳。保存时宜去除外皮和毛须，清洗干净，擦干后放置冰箱中冷藏。

特别提示 孕妇应常食玉米，以利胎儿健脑。

☺ 这样搭配最健康

玉米＋鸡蛋＝ 降胆固醇，预防妊娠高血压

孕期优选食疗方推荐

玉米鸡蛋羹

主料 玉米粒100克，鸡蛋2个。

配料 冰糖15克。

做法

1. 先将玉米粒放入清水洗干净，捞出沥干研碎；再将鸡蛋打入碗中，用打蛋器打散。
2. 锅中加入适量清水，倒入粒玉米碎，先大火煮沸，然后倒入蛋液，再换小火继续煮熟。
3. 加入冰糖调味即可。

功效解读 这道菜色泽鲜亮、鲜甜爽口，可令人胃口大开。玉米富含维生素，常食可促进肠胃蠕动，加速体内有毒物质的排泄。

红薯

补中益气
润肠通便

● **热量**
414 千焦 /100 克

● **主打营养素**
蛋白质、膳食纤维、各种维生素、矿物质

● **性味**
性平，味甘

● **归经**
归脾、胃经

适用量： 每次食用50克为宜。

红薯含有丰富的蛋白质、膳食纤维、各种维生素及矿物质，易于被人体吸收，可防治营养不良，且具有补虚乏、益气力、健脾胃、强肾阴等作用。

🔍 **食疗功效**

红薯具有补中益气的作用，适宜孕妇补益身体。常吃红薯能防止肝脏和肾脏中的结缔组织萎缩，预防胶原病的发生。

🔍 **孕期营养**

红薯含大量膳食纤维，有助于刺激肠道，增强排便，对防治孕期便秘有好处。且红薯含有阻止糖分转化为脂肪的特殊功能，能防止孕期过胖。

特别提示 优先挑选纺锤形状、外皮完整结实、表皮少皱纹，且无斑点、无腐烂的红薯。

营养成分（每100克含量）

营养素	含量	营养素	含量
蛋白质	1.10克	脂肪	0.20克
碳水化合物	23.1克	膳食纤维	1.60克
维生素 A	125微克	维生素 B_1	0.04毫克
维生素 B_2	0.04毫克	维生素 C	26毫克
维生素 E	0.28毫克	钙	23毫克
锌	0.15毫克	铁	0.50毫克
硒	0.48微克		

孕期优选食疗方推荐

玉米红薯粥

主料 红薯100克，玉米20克，大米80克。

配料 盐3克，葱花少许。

做法

1. 大米清洗干净，泡30分钟；红薯清洗干净，去皮，切块。

2. 锅置火上，注入清水，放入大米、玉米、红薯煮沸。

3. 待粥成，加入盐调味，撒上葱花即可。

功效解读 这道粥咸香可口，有健脾养胃之功，可为孕妇提供所需的各种营养。其中，红薯含有膳食纤维、胡萝卜素、维生素A、维生素C等营养成分，营养价值很高。

茶树菇

利尿渗湿
健脾止泻

适用量： 每次食用50克为宜。

- **热量**
  1167 千焦 /100 克
- **性味**
  性平，味甘
- **主打营养素**
  蛋白质、钙、铁
- **归经**
  归脾、胃经

茶树菇富含蛋白质、钙和铁，可为人体提供 18 种所需的氨基酸，有增强免疫力、促进胎儿骨骼和牙齿的发育、防止缺铁性贫血的作用，尤适合孕妇食用。

🔍 食疗功效

茶树菇低脂低糖，且含有多种矿物元素，能有效降低血糖和血脂。

🔍 孕期营养

茶树菇对孕妇水肿有较好的食疗作用，建议孕妇将茶树菇煲汤食用。同时，茶树菇有补肾滋阴、健脾胃、提高人体免疫力、增强人体防病能力的功效。

特别提示 以菇形基本完整、菌盖有弹性、菌柄脆嫩、菌柄长短一致的茶树菇为佳。

营养成分（每100克含量）

营养素	含量	营养素	含量
蛋白质	23.1克	脂肪	2.60克
碳水化合物	56.10克	膳食纤维	15.40克
烟酸	39.39克	维生素 B_1	0.32毫克
维生素 B_2	1.48毫克	镁	124毫克
硒	7.24微克	钙	26.20毫克
钾	4713.9毫克	铁	42.30毫克
钠	186.6毫克		

孕期优选食疗方推荐

茶树菇鸭汤

主料 鸭肉250克，茶树菇少许。

配料 盐适量。

做法

1. 将鸭肉斩成块，清洗干净后焯水；茶树菇清洗干净。
2. 将所有主料放入盅内蒸2小时。
3. 最后放入盐调味即可。

功效解读 鸭肉属于热量低、口感较清爽的禽肉；茶树菇是以含有丰富氨基酸和多种营养成分出名的食用菌类。这道菜口感清爽鲜香，鸭肉鲜嫩，茶树菇吃起来也鲜美可口，非常适合孕妇用来滋补身体。

毛豆

健脑益智
降压降脂

- **热量**
  515 千焦 /100 克
- **性味**
  性平，味甘
- **主打营养素**
  卵磷脂、钙、铁、锌
- **归经**
  归脾、大肠经

适用量： 每次食用80克为宜。

毛豆中的卵磷脂是大脑发育不可缺少的营养素，能保证胎儿的大脑和视网膜的正常发育。毛豆还富含钙、铁、锌，非常适合孕中期孕妇食用。

🔍 食疗功效

毛豆具有降血脂、抗癌、润肺、强筋健骨等功效，所含植物性蛋白质有降低胆固醇的功能；所含丰富的油脂多为不饱和脂肪酸，能清除积存在血管壁上的胆固醇，可预防多种老年性疾病。

🔍 孕期营养

在食用毛豆时，可加一小撮盐。由于毛豆中钾的含量较多，能与盐中的钠保持平衡，可消除盐分的不利作用。

特别提示 对黄豆过敏的孕妇不宜多食毛豆。

营养成分（每100克含量）

营养素	含量	营养素	含量
蛋白质	13.10克	脂肪	5克
碳水化合物	6.5克	膳食纤维	4克
维生素 A	22微克	维生素 B_1	0.15毫克
维生素 B_2	0.07毫克	维生素 C	27毫克
维生素 E	2.44毫克	钙	135毫克
锌	1.73毫克	铁	3.5毫克
硒	2.48微克		

孕期优选食疗方推荐

毛豆粉蒸肉

主料 毛豆300克，五花肉500克。

配料 蒸肉粉适量，盐4克，鸡精2克，老抽5毫升，香菜段10克。

做法

1. 毛豆洗净沥干；五花肉洗净切薄片，加蒸肉粉、老抽、盐和鸡精拌匀腌制。
2. 将毛豆放入蒸笼中，五花肉摆在毛豆上，将蒸笼放入蒸锅蒸25分钟至熟烂时取出。
3. 撒上香菜段即可。

功效解读 这道菜咸香味美，营养丰富。毛豆中的蛋白质可以与肉、蛋中的蛋白质相媲美。

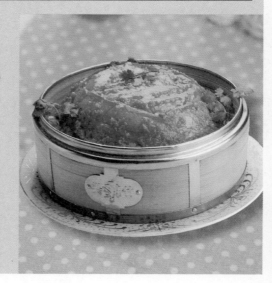

豌豆

**和中益气
解毒消肿**

- **热量**
439 千焦 /100 克

- **性味**
性温，味甘

- **主打营养素**
蛋白质、维生素 C

- **归经**
归脾、胃、大肠经

适用量： 每次食用50克为宜。

　　豌豆中的蛋白质不仅含量丰富，且包括了人体所必需的 8 种氨基酸，可以提高机体的抗病能力，还具有和中益气、解疮毒、通乳及消肿的功效。

食疗功效

　　豌豆可以增强人体的新陈代谢功能，可帮助预防心脏病，是脱肛、慢性腹泻、子宫脱垂等中气不足患者的食疗佳品。

选购保存

　　选购豌豆的时候，扁圆形表示成熟度最佳，豌豆上市的早期要选择饱满的，后期要选择较嫩的。用保鲜袋装好，扎口，装入有盖容器内，置于阴凉、干燥、通风处保存。

特别提示 多食会腹胀，不宜长期大量食用。

☺ 这样搭配最健康

豌豆+口蘑= **可消除食欲不佳的症状，增强营养吸收**

孕期优选食疗方推荐

豌豆猪肝汤

主料 豌豆300克，猪肝250克。

配料 姜少许，盐3克，味精2克。

做法

1. 猪肝清洗干净，切成片；豌豆在凉水中泡发；姜洗净切片。

2. 锅中加水烧开，下入猪肝、姜片、豌豆一起煮30分钟。

3. 待熟后，调入盐、味精煮至入味即可。

功效解读 这道汤清香爽口，有养血明目、利水消肿之效。豌豆中的粗纤维能预防孕妇便秘。猪肝中的维生素A能促进细胞分裂、生长，还能保护眼睛，防止眼睛干涩。

黄豆芽

**清热利湿
消肿除痹**

- ●**热量**
  184 千焦 /100 克
- ●**性味**
  性凉，味甘
- ●**主打营养素**
  维生素 E、钙、铁
- ●**归经**
  归脾、大肠经

适用量： 每次食用50克为宜。

黄豆芽中所含的维生素 E 能保护皮肤和毛细血管，可缓解妊娠期高血压。黄豆芽能够补钙、补铁，有益智、护眼、排毒、促进胎儿发育的功效。

🔍 **食疗功效**

黄豆芽有清热明目、祛湿消肿、防止牙龈出血及心血管硬化、降低胆固醇等功效，对脾胃湿热、大便秘结或寻常疣或高脂血症等有食疗作用。

🔍 **孕期营养**

常吃黄豆芽能营养毛发，使头发保持乌黑光亮，有淡化面部雀斑、抗疲劳、抗癌的效果，同时对产后便秘还有一定效果。

特别提示 由于黄豆芽性凉，慢性腹泻或脾胃虚寒尿多的孕产妇应忌食。

营养成分（每100克含量）

营养素	含量	营养素	含量
蛋白质	4.50克	脂肪	1.60克
碳水化合物	3克	膳食纤维	1.50克
维生素 A	5微克	维生素 B_1	0.04毫克
维生素 B_2	0.07毫克	维生素 C	8毫克
维生素 E	0.80毫克	钙	21毫克
锌	0.54毫克	铁	0.90毫克
硒	0.96微克		

孕期优选食疗方推荐

党参豆芽骶骨汤

主料 党参15克，黄豆芽200克，猪尾骶骨1副，番茄1个。

配料 盐4克。

做法

1. 猪尾骶骨切段，汆烫后捞出，冲洗干净。
2. 黄豆芽冲洗干净；番茄清洗干净，切块。
3. 将猪尾骶骨、黄豆芽、番茄和党参放入锅中，加适量水以大火煮开，转用小火炖30分钟，加盐调味即可。

功效解读 本品能增强活力，提高抗病能力，又能增生红细胞，预防贫血和血小板的减少，适合血气不足、身体虚弱的孕妇食用。

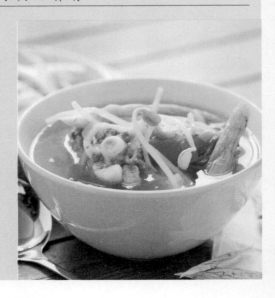

鸡肉

温中益气
补精填髓

适用量： 每天食用80克左右为宜。

- **热量**
  699 千焦 /100 克
- **性味**
  性平、温，味甘
- **主打营养素**
  蛋白质、锌
- **归经**
  归脾、胃经

鸡肉富含优质蛋白，是孕妇良好的蛋白质来源。鸡肉还含有丰富的锌，可提高孕妇的食欲，预防胎儿发育不良。

食疗功效

鸡肉具有温中益气、补精填髓、益五脏、补虚损、健脾胃的功效。

孕期营养

新鲜的鸡肉肉质紧密，颜色呈干净的粉红色且有光泽，鸡皮呈米色，并有光泽和张力，毛囊凸出。孕妇多喝鸡汤可提高自身免疫力，流感患者多喝鸡汤有助于缓解感冒症状。

特别提示　鸡肉易变质，购买后要马上放进冰箱。一时吃不完则可将剩下的鸡肉煮熟保存。

营养成分（每100克含量）

营养素	含量	营养素	含量
蛋白质	19.30克	脂肪	9.40克
碳水化合物	1.30克	维生素 A	48微克
维生素 B_1	0.05毫克	维生素 B_2	0.09毫克
维生素 E	0.67毫克	钙	9毫克
磷	156毫克	镁	19毫克
锌	1.09毫克	铁	1.4毫克
硒	11.7微克		

孕期优选食疗方推荐

松仁鸡肉炒玉米

主料　玉米粒200克，松仁、黄瓜、胡萝卜各50克，鸡肉150克。

配料　盐3克，水淀粉、油各适量。

做法

1. 玉米粒、松仁均洗净；鸡肉、胡萝卜均洗净切丁；黄瓜洗净，一半切丁，一半切片。
2. 锅下油烧热，放入鸡肉、松仁略炒，再放入玉米粒、黄瓜丁、胡萝卜丁翻炒片刻，加盐调味，待熟用水淀粉勾芡，装盘，将切好的黄瓜片摆在四周装饰即可。

功效解读　这道菜蛋白质含量相对较高，且容易被人体消化吸收利用。

鸡蛋

**益精补气
养血息风**

● **热量**
602 千焦 /100 克

● **主打营养素**
蛋白质、卵磷脂、
维生素 A

● **性味**
性平，味甘

● **归经**
归心、肾经

适用量： 每天食用1个（约60克）为宜。

> 鸡蛋含大量蛋白质、DHA、卵磷脂、卵黄素等营养素，对胎儿的大脑发育很有好处，可提高机体抵抗力，保证胎儿大脑和视网膜的正常发育。

🔍 食疗功效

鸡蛋清性微寒而气清，有益精补气、护肤美肤的作用，有助于延缓衰老；蛋黄性温而气浑，能滋阴润燥、养血息风。

🔍 选购保存

优质鲜蛋，蛋壳清洁、完整、无光泽，壳上有一层白霜，捏住鸡蛋摇晃没有声音。在20℃左右时，鸡蛋放冰箱里能保鲜半个月。

特别提示 鸡蛋一天食用量不要超过两个。

☺ 这样搭配最健康

鸡蛋+豆腐＝ 有利于钙的吸收，预防抽筋

孕期优选食疗方推荐

双色蒸水蛋

主料 鸡蛋2个，菠菜适量。

配料 盐3克。

做法

1. 将菠菜清洗干净后切碎。
2. 取碗，用盐将菠菜腌制片刻，用力揉透至出水，再将菠菜叶中的汁水挤干净。
3. 鸡蛋打入碗中拌匀，加盐，再分别倒入鸳鸯锅的两边，在锅一侧放入菠菜碎，入锅蒸熟即可。

功效解读 本品富含DHA和卵磷脂、卵黄素，对胎儿的神经系统和身体发育有利，能健脑益智、改善记忆力，并能促进肝细胞再生。

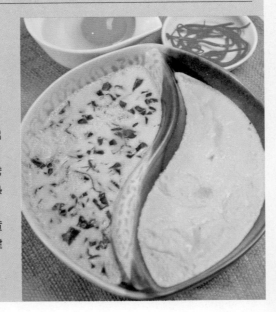

青鱼

益气补虚
养心除烦

适用量： 每次食用80克为宜。

- ● **热量**
  494 千焦 /100 克

- ● **性味**
  性平，味甘

- ● **主打营养素**
  磷脂、钾、硒、钙、Ω-3 脂肪酸

- ● **归经**
  归脾、胃经

> 青鱼肉嫩味美，含有蛋白质、脂肪、钙、磷、铁、维生素 B_1、维生素 B_2、烟酸及微量元素锌、硒等，具有补益肝肾、益气化湿之功效，可防妊娠水肿。

🔍 食疗功效

青鱼具有补气、健脾、养胃、化湿、祛风、利水等功效。由于青鱼还含有丰富的硒、碘等微量元素，故有抗衰老、防癌的作用。

🔍 选购保存

青鱼的鳃盖紧闭、不易打开，鳃片鲜红，鳃丝清晰，表明鱼新鲜。可将青鱼切成小块，放入冰箱冷藏，也可做成鱼干保存。

特别提示 常食青鱼可预防妊娠糖尿病。

☺ 这样搭配最健康

青鱼+银耳= 可滋补身体，解乏除烦

孕期优选食疗方推荐

荆沙鱼糕

主料 青鱼1条，鸡蛋4个，肥肉200克，姜10克，葱20克。

配料 盐3克，鸡精2克，淀粉80克。

做法

1. 将青鱼洗净后放入搅拌机中搅打成鱼蓉。
2. 将肥肉切成丝；姜切末；葱取葱白切末。
3. 鸡蛋取蛋清，加入肥肉、鱼蓉、葱姜末、调味料一起搅打上劲，入蒸锅蒸40分钟，抹上鸡蛋黄，再蒸10分钟，取出，改刀。
4. 将改刀的鱼糕切成片，再蒸5分钟。

功效解读 本品鱼香味浓郁，营养丰富。

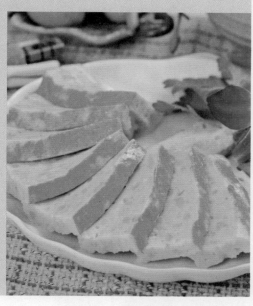

银鱼

补虚健胃 益肺利水

- ● 热量
  439 千焦 /100 克
- ● 性味
  性平，味甘
- ● 主打营养素
  蛋白质、钙
- ● 归经
  归脾、胃经

适用量： 每次食用40克左右为宜。

> 银鱼含有丰富的蛋白质和钙，有强身健体、提高免疫力的作用。其所含的钙还可以促进胎儿的骨骼和牙齿的发育，是孕妇的上等滋补品。

🔍 食疗功效

银鱼具有益脾、润肺、补肾的功效。银鱼还属于高蛋白、低脂肪的食品，可辅助治疗脾胃虚弱、肺虚咳嗽、虚劳诸疾。

🔍 孕期营养

银鱼身圆如筋，洁白如银，体柔无鳞。银鱼为营养学家所认可的长寿食品之一，被誉为"鱼参"。孕妇常食银鱼可增强体质，预防感冒。

特别提示 银鱼不适合放在冰箱长时间保存，最好用清水盛放。

营养成分（每100克含量）

营养素	含量	营养素	含量
蛋白质	17.20克	脂肪	4克
钾	246毫克	维生素 B_1	0.03克
维生素 B_2	0.05毫克	烟酸	0.20毫克
维生素 E	1.86毫克	镁	25毫克
锌	0.16毫克	铁	0.9毫克
硒	9.54微克	钙	46毫克
磷	22毫克		

孕期优选食疗方推荐

银鱼煎蛋

主料 银鱼150克，鸡蛋4个。

配料 盐3克，陈醋、味精、油各少许。

做法

1. 将银鱼用清水漂洗干净，沥干水分备用。
2. 取碗将鸡蛋打散，放入备好的银鱼，调入盐、味精，用筷子搅拌均匀。
3. 锅置火上，放入少许油烧至五成热，放入银鱼鸡蛋煎至两面金黄，烹入陈醋即可。

功效解读 银鱼善补脾胃、宣肺、利水；鸡蛋富含蛋白质、脂肪和铁、钙、钾等人体所需要的矿物质。此菜可以补血益气、增强免疫力。

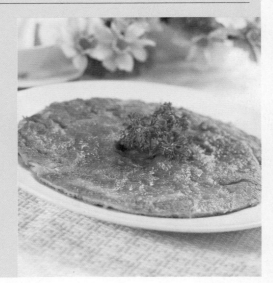

葡萄

**滋补肝肾
补血健胃**

适用量： 每日食用100克左右为宜。

- **热量**
  180 千焦 /100 克

- **性味**
  性平，味甘、酸

- **主打营养素**
  碳水化合物、
  维生素 C、铁

- **归经**
  归肺、脾、肾经

葡萄所含的糖、维生素 C 和铁较为丰富，能为人体提供能量。其所含的维生素 C 可促进人体对铁质的吸收，有效预防孕妇缺铁性贫血。

🔍 食疗功效

葡萄具有滋补肝肾、养血益气、生津除烦、健脑养神的功效，可舒缓神经衰弱和疲劳过度，同时还能改善腰酸腿痛、面浮肢肿等症。

🔍 孕期营养

孕妇在食用葡萄后应间隔 4 小时再吃水产品为宜，以免葡萄中的鞣酸与水产品中的钙质形成难以吸收的物质，影响健康。

特别提示 葡萄保质期短，买后最好尽快吃完。用保鲜袋密封放冰箱能保存4～5天。

营养成分（每100克含量）

营养素	含量	营养素	含量
蛋白质	0.50克	脂肪	0.20克
碳水化合物	9.9克	膳食纤维	0.40克
维生素 A	8微克	维生素 B_1	0.04毫克
维生素 B_2	0.02毫克	维生素 C	25毫克
维生素 E	0.70毫克	钙	5毫克
锌	0.18毫克	铁	0.4毫克
硒	0.20微克		

孕期优选食疗方推荐

酸甜葡萄菠萝奶

主料 白葡萄50克，柳橙1/3个，菠萝150克，鲜奶30毫升。

配料 蜂蜜30毫升。

做法

1. 将白葡萄清洗干净，去皮和籽；柳橙清洗干净，切块；菠萝去皮，洗净切块。

2. 将白葡萄、柳橙、菠萝、鲜奶放入搅拌机，搅打后倒入杯中，加入蜂蜜拌匀即可。

功效解读 本品酸甜可口，奶香诱人，含有多种维生素、矿物质、糖类等大脑所必需的营养成分，可促进胎儿发育。

火龙果

**明目护肝
美容降压**

- **热量**
213 千焦 /100 克

- **性味**
性凉，味甘

- **主打营养素**
维生素 C、铁

- **归经**
归胃、大肠经

适用量： 每日食用半个为宜。

火龙果富含美白皮肤、防黑斑的维生素 C。同时，火龙果的含铁量比一般的水果要高，铁是制造血红蛋白及肌红蛋白、胶原蛋白和多种酶的不可缺少的元素。

🔍 **食疗功效**

火龙果具有明目降火的功效，孕妇食之非常有益。由于火龙果含有的植物性蛋白是具黏性和胶质性的物质，对胃壁有保护作用。火龙果还有抗氧化、抗自由基、抗衰老的作用。

🔍 **选购保存**

火龙果以外观光滑亮丽、果身饱满、颜色呈鲜紫红者为佳。

特别提示 火龙果不宜放冰箱中，宜现买现食。

☺ **这样搭配最健康**

火龙果+枸杞子= 可补血养颜，淡化妊娠斑

孕期优选食疗方推荐

火龙果芭蕉萝卜汁

主料 火龙果200克，芭蕉2根，白萝卜100克，柠檬半个。

配料 白糖少量。

做法

1. 将柠檬清洗干净，切块；芭蕉、火龙果、白萝卜分别清洗干净，去皮切块。
2. 将柠檬、芭蕉、火龙果、白萝卜放入搅拌机中，加入适量水，搅打成汁后加入白糖即可饮用。

功效解读 火龙果的含铁量丰富，有助于预防贫血。芭蕉含有丰富的叶酸。

杨桃

**滋阴生津
利水消肿**

适用量： 每日食用1个为宜。

- **热量**
  121 千焦 /100 克
- **性味**
  性寒，味甘、酸
- **主打营养素**
  糖类、维生素、酸性物质
- **归经**
  归肺、胃、膀胱经

> 杨桃含有多种营养素，并带有一股清香，有助于增进食欲。杨桃中糖类、维生素及有机酸含量丰富，能生津止渴、消除疲劳。

🔍 食疗功效

杨桃有清热、生津、止咳、利水、解酒等功效，可提高胃液的酸度，促进食物的消化，还能降低血糖、血脂，减少机体对脂肪的吸收。

🔍 选购保存

要选择果实大、棱片肥厚、有重量感、色泽深且具有光泽、有香气的杨桃。杨桃不能放入冰箱中冷藏，要放在通风阴凉处储存。

特别提示 杨桃性寒，一次食用不宜太多。

☺ 这样搭配最健康

杨桃+绿豆= 可消暑利水，清热解毒

孕期优选食疗方推荐

杨桃柳橙汁

主料 杨桃2个，柳橙1个，柠檬汁少许。

配料 蜂蜜少许。

做法

1. 将杨桃清洗干净，切块；柳橙清洗干净，切块备用。
2. 将杨桃块、柳橙块与柠檬汁一起入榨汁机榨汁，调入蜂蜜拌匀即可。

功效解读 杨桃含有大量的挥发性成分，气味芳香，且其富含的多种营养对孕妇十分有益，能减少孕妇机体对脂肪的吸收，预防肥胖和妊高症。

樱桃

**补铁补血
发汗祛风**

● **热量**
192 千焦 /100 克

● **性味**
性热，味甘

● **主打营养素**
维生素 A、胡萝卜素、
维生素 C

● **归经**
归脾、胃经

适用量： 每日食用10个为宜。

> 樱桃含有维生素 A、胡萝卜素、维生素 C，可提高免疫力。樱桃的含铁量在水果中较高，孕妇常食樱桃可促进血红蛋白再生，防治缺铁性贫血。

🔍 **食疗功效**

樱桃具有益气、健脾、和胃、祛风湿的功效，还可防治缺铁性贫血，增强体质、健脑益智，有助于促进胎儿的脑部发育。

🔍 **孕期营养**

樱桃不仅是孕妇的理想水果，也是哺乳期妇女的理想水果。樱桃对预防孕妇出现缺铁性贫血有良好效果，又可增强体质、健脑益智。

特别提示 应选颜色鲜艳、果粒饱满、表面有光泽和弹性的樱桃。

营养成分（每100克含量）

营养素	含量	营养素	含量
蛋白质	1.10克	脂肪	0.20克
碳水化合物	9.9克	膳食纤维	0.30克
维生素 A	35微克	维生素 B_1	0.02毫克
维生素 B_2	0.02毫克	维生素 C	10毫克
维生素 E	2.22毫克	钙	11毫克
锌	0.23毫克	铁	0.40毫克
硒	0.21微克		

孕期优选食疗方推荐

樱桃草莓汁

主料 红樱桃150克，草莓200克，红葡萄250克。

配料 白糖适量。

做法

1. 将葡萄、樱桃、草莓清洗干净；葡萄对切、大颗草莓切块，然后与樱桃一起放入榨汁机中榨汁。

2. 把榨好的汁倒入玻璃杯中，杯边加颗樱桃装饰即可。

功效解读 这款饮品味道酸甜，不仅能促进食欲，还能增强孕妇的抵抗力，防治贫血，是孕妇的理想饮品。

黑豆

祛风除湿
调中下气

适用量： 每天食用40克左右为宜。

● **热量**
1594 千焦 /100 克

● **性味**
性平，味甘

● **主打营养素**
膳食纤维、维生素E、钙、锌、硒

● **归经**
归心、肝、肾经

黑豆含有的维生素 E 可驻颜、明目、乌发，还可使皮肤白嫩、改善妊娠纹。黑豆中含有的钙、锌等矿物元素，有助于胎儿发育。

食疗功效

黑豆具有活血、解毒、利尿、明目等功效。黑豆含有丰富的维生素 E，能清除体内的自由基，减少皮肤皱纹，达到养颜美容的目的。此外，黑豆还可促进胆固醇的代谢、降低血脂。

选购保存

以豆粒完整、大小均匀、颜色乌黑者为佳。黑豆宜存放在密封罐中，置于阴凉处保存。

特别提示 黑豆皮含抗氧化剂，食用时建议不要去皮。

☺ **这样搭配最健康**

黑豆+牛奶= 有利于维生素B_{12}的吸收

孕期优选食疗方推荐

黑豆排骨汤

主料 黑豆10克，猪小排100克。

配料 葱花、姜丝、盐各少许。

做法

1. 将黑豆、猪小排清洗干净。
2. 将适量的水放入锅中，开中火，待水开后放入黑豆及猪小排、姜丝熬煮。
3. 待食材煮软至熟后，加入盐调味，撒上葱花即可。

功效解读 这道汤能够补充孕妇所需的铁质、胡萝卜素、维生素A、叶酸、蛋白质。黑豆是一种有效的补肾品，可以有效地缓解孕妇尿频、腰酸及下腹部阴冷等症状。

腰果

增强体质
润肠通便

● **热量**
2184 千焦 /100 克

● **性味**
性平，味甘

● **主打营养素**
膳食纤维、钙、镁、铁

● **归经**
归脾、胃、肾经

适用量： 每日食用30克为宜。

> 腰果富含膳食纤维以及钙、镁、铁，有降低血糖和胆固醇的作用。此外，腰果还可维持正常血压水平，对食欲不振、下肢水肿及多种炎症也有显著功效。

🔍 **食疗功效**

腰果对夜盲症、干眼病及皮肤角化有预防作用，能增强人体抗病能力、预防癌症。腰果还含有丰富的油脂，可以润肠通便。

🔍 **孕期营养**

腰果有补充体力和消除疲劳的良好功效，还能使干燥的皮肤得到改善，同时还可以为孕妇补充铁、锌等。

特别提示 以外观呈月牙形、色泽白、饱满、气味香、油脂丰富、无蛀虫、无斑点的腰果为佳。

营养成分（每100克含量）

营养素	含量	营养素	含量
蛋白质	17.30克	脂肪	36.70克
碳水化合物	38克	膳食纤维	3.60克
维生素 A	8微克	维生素 B_1	0.27毫克
维生素 B_2	0.13毫克	维生素 E	3.17毫克
钙	26毫克	镁	153毫克
锌	4.30毫克	铁	4.80毫克
硒	34微克		

孕期优选食疗方推荐

腰果炒西芹

主料 西芹200克，百合、腰果各100克，红甜椒、胡萝卜各50克。

配料 盐、糖各3克，水淀粉、油各适量。

做法

1. 西芹清洗干净，切段；百合清洗干净，剥片；红甜椒去蒂清洗干净，切片；胡萝卜清洗干净，切片；腰果清洗干净。

2. 腰果入油锅略炸，再放入西芹、百合、红甜椒、胡萝卜一起炒，加盐、糖炒匀，待熟时用水淀粉勾芡，装盘即可。

功效解读 本品爽脆、清香，可以增进孕妇的食欲。

豆浆

补虚降压
化痰通淋

适用量： 每天饮用200毫升左右为宜。

- **热量**
  59 千焦 /100 克
- **性味**
  性平，味甘
- **主打营养素**
  蛋白质、矿物元素、维生素
- **归经**
  归心、脾、肾经

豆浆含有丰富的植物蛋白，还含有维生素 B₁、维生素 B₂ 和烟酸、铁、钙、硒等营养素，是孕妇预防贫血以及低血压等多种病症的优选食物之一。

食疗功效

豆浆可维持人体营养平衡，全面调节内分泌系统，降低血压、血脂，减轻心血管负担，增加心脏活力，优化血液循环，保护心血管，并有平补肝肾、抗癌、增强免疫等功效。常饮鲜豆浆还可预防孕妇高血压、糖尿病、便秘。

孕期营养

如果产妇产后有胃病或产前就有胃部不适、慢性胃炎等疾病，最好不要喝豆浆。

特别提示 豆浆不能放在保温瓶里存放。

营养成分（每100克含量）

营养素	含量	营养素	含量
蛋白质	1.80克	脂肪	0.70克
钾	48毫克	膳食纤维	1.10克
维生素 A	15微克	维生素 B₁	0.02毫克
维生素 B₂	0.02毫克	维生素 E	0.80毫克
钙	10毫克	镁	9毫克
锌	0.24毫克	铁	0.50毫克
硒	0.14微克		

孕期优选食疗方推荐

核桃豆浆

主料 黄豆100克，核桃仁30克。

配料 白糖适量。

做法

1. 将黄豆泡软，清洗干净；核桃仁清洗干净。
2. 将黄豆、核桃仁放入豆浆机中，添水搅打成豆浆，烧沸后滤出豆浆，加白糖拌匀即可。

功效解读 黄豆是豆类中营养价值最高的，其所富含的钙能促进胎儿骨骼的发育，卵磷脂能促进胎儿脑部发育。核桃仁中含有较多的蛋白质及人体必需的不饱和脂肪酸，能滋养脑细胞、增强脑功能，可促进胎儿的大脑发育。

胡萝卜

**补肝明目
止咳解毒**

- ●**热量**
  155 千焦 /100 克

- ●**性味**
  性平, 味甘、涩

- ●**主打营养素**
  维生素 A、膳食纤维

- ●**归经**
  归心、肺、脾、胃经

适用量: 每次食用50~100克为宜。

> 胡萝卜中含有丰富的维生素 A, 是机体生长的重要维生素, 有助于细胞增殖与生长。胡萝卜还富含膳食纤维, 可缓解孕晚期孕妇便秘带来的痛苦。

✒ 食疗功效

胡萝卜具有健脾和胃、补肝明目、清热解毒、降低血压、透疹、降气止咳等功效, 对孕妇肠胃不适、便秘、高血压等症有食疗作用。

✒ 选购保存

要选根粗大、心细小、质地脆嫩、外形完整的胡萝卜。宜将胡萝卜加热, 放凉后用容器保存, 冷藏可保鲜 5 天, 冷冻可保鲜 2 个月左右。

特别提示 胡萝卜一次不宜食用太多。

☺ 这样搭配最健康

胡萝卜+香菜＝ **开胃消食, 增强营养物质的吸收**

孕期优选食疗方推荐

胡萝卜豆腐汤

主料 胡萝卜100克, 豆腐75克。

配料 清汤500毫升, 香菜3克, 盐、香油各少许。

做法

1. 将胡萝卜去皮清洗干净, 切丝; 豆腐清洗干净, 切丝备用; 香菜切段。

2. 净锅上火倒入清汤, 下入胡萝卜、豆腐烧开, 调入盐煲至熟, 淋入香油, 撒上香菜段即可。

功效解读 此汤可调动孕妇的胃口。胡萝卜中的胡萝卜素可转变成维生素A, 可增强机体的免疫力, 对促进胎儿的生长发育有重要意义。

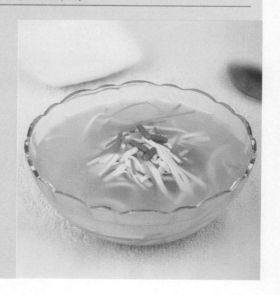

茼蒿

利水消肿 宽中理气

● **热量**
88 千焦 /100 克

● **性味**
性温，味甘、涩

● **主打营养素**
维生素 A、叶酸、胡萝卜素

● **归经**
归肝、肾经

适用量： 每次食用40~60克为宜。

> 茼蒿含有丰富的维生素 A 和叶酸，对孕妇和胎儿来说非常有益。另外，茼蒿富含铁、钙等营养元素，可增强骨骼的坚韧性，预防孕妇贫血和腿抽筋。

🔍 食疗功效

茼蒿有平肝补肾、缩小便、宽中理气的作用，对心悸、失眠多梦、心烦不安、痰多咳嗽、腹泻、胃脘胀痛、夜尿频多等症有食疗作用。

🔍 孕期营养

茼蒿的茎和叶可以同食，有蒿之清气、菊之甘香。茼蒿含有多种氨基酸、脂肪、蛋白质及较高量的钠、钾等矿物盐，能调节体内水液代谢，通利小便，消除水肿。

特别提示 茼蒿以水嫩、深绿色的为佳。

营养成分（每100克含量）

营养素	含量	营养素	含量
蛋白质	1.90克	脂肪	0.30克
碳水化合物	2.7克	膳食纤维	1.20克
维生素 A	252微克	维生素 B₁	0.04毫克
维生素 B₂	0.09毫克	维生素 C	18毫克
维生素 E	0.92毫克	钙	73毫克
锌	0.35毫克	铁	2.50毫克
硒	0.60微克		

孕期优选食疗方推荐

素炒茼蒿

主料 茼蒿500克。

配料 蒜蓉10克，盐3克，油适量。

做法

1. 将茼蒿去掉黄叶后清洗干净，切段。

2. 油锅烧热，放入蒜蓉爆香，倒入茼蒿快速翻炒至熟。

3. 最后放入盐调味，出锅装盘即可。

功效解读 茼蒿含有丰富的维生素A和叶酸，对孕妇非常有益，更有利于胎儿的健康发育。同时，茼蒿富含的粗纤维有助于肠道蠕动，促进排便，可预防孕妇便秘。

丝瓜

清热化湿
利尿补血

- **热量**
84 千焦/100 克

- **性味**
性凉，味甘

- **主打营养素**
维生素C、B族维生素

- **归经**
归肝、胃经

适用量： 每次食用100克左右为宜。

丝瓜的维生素 C 含量较高，可用于抗坏血病及预防各种维生素 C 缺乏症。丝瓜中 B 族维生素的含量也较高，有利于胎儿的大脑发育及孕妇自身的健康。

食疗功效

丝瓜有清暑凉血、解毒通便、祛风化痰、润肌美容、通经络、行血脉、下乳汁等功效，还能用于热病烦渴、痰喘咳嗽、产妇乳汁不下等病症，孕产妇可适量食用。

孕期营养

人们吃丝瓜，多是轻微去皮后，切片清炒，荤素皆可，做出的丝瓜菜肴清香四溢、滑爽利口。

特别提示 以瓜把质地较硬、没有刮伤或变黑痕迹的丝瓜为佳。

营养成分（每100克含量）

营养素	含量	营养素	含量
蛋白质	1克	脂肪	0.20克
碳水化合物	3.6克	膳食纤维	0.60克
维生素 A	15微克	维生素 B$_1$	0.02毫克
维生素 C	5毫克	钙	14毫克
硒	0.86微克	镁	11毫克
锌	0.21毫克	铁	0.40毫克
磷	29毫克		

孕期优选食疗方推荐

炒丝瓜

主料 丝瓜300克，红甜椒30克。

配料 盐3克，鸡精2克，油适量。

做法

1. 丝瓜去皮清洗干净，切块；红甜椒去蒂清洗干净，切片备用。

2. 油锅烧热，放入丝瓜、红甜椒炒至八成熟，加盐、鸡精调味，炒熟装盘即可。

功效解读 此菜有清热利肠、解暑除烦之功效，尤其适合孕妇在夏季食用。丝瓜不仅汁水丰富，还含有丰富的营养元素，其中的维生素C能淡化斑块，使皮肤洁白、细嫩。

绿豆芽

**清热解毒
利尿消肿**

● **热量**
75 千焦 /100 克

● **性味**
性凉，味甘

● **主打营养素**
膳食纤维、B 族维生素

● **归经**
归胃、三焦经

适用量： 每次食用约100克为宜。

绿豆芽含有丰富的膳食纤维，可促进肠胃蠕动，缓解便秘，是患有便秘的孕妇的健康蔬菜，还可以清除孕妇体内的致畸物质。

🔍 食疗功效

绿豆芽具有清暑热、通经脉、解诸毒的功效，还可补肾、利尿、消肿、滋阴壮阳、调五脏，适合湿热淤滞、食少体倦、大便秘结、口鼻生疮的孕妇食用。

🔍 选购保存

健康生长的绿豆芽略呈黄色，不太粗，水分适中，无异味；颜色发白、豆粒发蓝、芽茎粗壮、水分较多、有化肥味的绿豆芽不宜食用。

特别提示 脾胃虚寒的孕产妇慎食。

☺ 这样搭配最健康

绿豆芽+蛤= 可清热解暑、利水消肿

孕期优选食疗方推荐

豆芽韭菜汤

主料 绿豆芽100克，韭菜30克。

配料 盐、枸杞子各少许，食用油适量。

做法

1. 将绿豆芽洗净；韭菜洗净，切段备用。

2. 净锅上火倒入食用油，下入绿豆芽煸炒，倒入水，调入盐煮至熟，撒入韭菜段、枸杞子即可。

功效解读 绿豆芽富含大量的维生素C，可以有效清除血管中堆积的胆固醇和脂肪，防止心血管病变。另外，绿豆芽还含有丰富的维生素B_2，很适合口腔溃疡的孕妇食用，其所含的大量的膳食纤维，可以预防便秘。

香菇

**化痰理气
益胃和中**

● **热量**
79 千焦 /100 克

● **性味**
性凉，味甘

● **主打营养素**
维生素C、B 族
维生素

● **归经**
归肝、胃经

适用量： 每次食用4～8朵为宜。

香菇是最有益于肠胃的食物之一。香菇中的嘌呤、胆碱、酪氨酸以及某些核酸物质能起到降血压、降胆固醇的作用，可预防妊高症，很适合孕产妇食用。

食疗功效

香菇具有化痰理气、益胃和中、透疹解毒之功效，对孕妇及食欲不振、身体虚弱、小便失禁、大便秘结或形体肥胖者有食疗功效。此外，香菇中含有的多糖体还具有明显的抗癌活性。

孕期营养

香菇味道鲜美，营养丰富，一般人均可食用，但患有顽固性皮肤瘙痒症的孕妇应忌食。

特别提示 干香菇宜放在干燥、低温、避光、密封的环境中储存，新鲜香菇宜放在冰箱里冷藏。

营养成分（每100克含量）

营养素	含量	营养素	含量
蛋白质	2.20克	脂肪	0.30克
碳水化合物	1.9克	膳食纤维	3.30克
烟酸	2毫克	镁	11毫克
维生素 B$_2$	0.08毫克	维生素 C	1毫克
磷	53毫克	钙	2毫克
锌	0.66毫克	铁	0.30毫克
硒	2.58微克		

孕期优选食疗方推荐

煎酿香菇

主料 香菇200克，肉末300克。

配料 盐3克，葱、蚝油、老抽、高汤、油各适量。

做法

1. 香菇清洗干净，去蒂托；葱洗干净，切末。肉末放入碗中，调入盐、葱末拌匀。

2. 将拌匀的肉末酿入香菇中。

3. 锅中注油烧热，放入香菇煎至八成熟，调入蚝油、老抽和高汤，煮至入味即可盛出。

功效解读 这道菜可开胃消食，增强孕妇的免疫力。香菇营养丰富，多吃能强身健体，增加对疾病的抵抗能力，促进胎儿的发育。

鸽肉

**补肾填髓
益气养血**

● **热量**
841 千焦 /100 克

● **性味**
性平，味咸

● **主打营养素**
蛋白质、维生素 B_1、铁

● **归经**
归肝、肾经

适用量： 每天食用60克左右为宜。

鸽肉营养价值较高，能为孕妇补充优质蛋白。鸽肉所含的维生素 B_1 可以避免产期延长。同时，鸽肉富含的铁可补气虚、益精血，是上佳滋补品。

🔍 食疗功效

鸽血中富含血红蛋白，能使术后伤口更好地愈合。女性常食鸽肉可调补气血，增强体质。

🔍 选购保存

选购时以无鸽痘、皮肤无红色充血痕迹、肌肉有弹性、经指压后凹陷部位立即恢复原位、表皮和肌肉切面有光泽、具有鸽肉固有色泽和气味、无异味者为佳。

特别提示 孕妇食用鸽肉可预防产后贫血。

☺ 这样搭配最健康

鸽肉+螃蟹= **补肾益气、降低血压、治痛经**

孕期优选食疗方推荐

鸽子银耳胡萝卜汤

主料 鸽子1只，银耳20克，胡萝卜20克。

配料 盐3克，葱花、红椒圈各少许。

做法

1. 将鸽子处理干净，剁块余水；银耳泡发清洗干净撕成小朵；胡萝卜去皮洗净切块备用。

2. 汤锅上火倒入水，下入鸽肉、胡萝卜、水发银耳，调入盐煲至熟，最后撒葱花、红椒圈即可。

功效解读 这道汤是孕妇的一道营养汤。鸽子有非常好的滋补效果；银耳富含天然特性胶质，加上它的滋阴作用，食之可以润肤，并有淡化脸部黄褐斑、雀斑的功效。

鹌鹑蛋

强筋壮骨
补气益气

● **热量**
669 千焦/100 克

● **性味**
性平，味甘

● **主打营养素**
蛋白质、维生素、铁、锌、DHA

● **归经**
归心、肝、肺、胃、肾经

适用量： 每天食用3～5个为宜。

鹌鹑蛋富含维生素 A、维生素 B$_1$、维生素 B$_2$、铁、锌、蛋白质、脑磷脂、卵磷脂等营养素，可强身健脑，预防缺铁性贫血。

🔍 食疗功效

鹌鹑蛋对胆怯健忘、头晕目眩、气血不足、心悸失眠、体倦食少等病症有食疗作用。鹌鹑蛋富含卵磷脂和脑磷脂，有健脑的作用。

🔍 选购保存

优质鹌鹑蛋色泽鲜艳，壳比较硬，不易碎，放在耳边摇，没有声音，打开后蛋黄呈深黄色，蛋白较黏。放于冰箱保存，可保存半个月。

特别提示 患妊娠高血压和胆固醇高的孕妇慎食鹌鹑蛋。

☺ 这样搭配最健康

鹌鹑蛋+银耳= 可强精补肾、提神健脑

孕期优选食疗方推荐

鱼香鹌鹑蛋

主料 黄瓜、鹌鹑蛋各适量。

配料 盐、红油、料酒、生抽、水淀粉各适量。

做法

1. 将黄瓜清洗干净，去皮切块；鹌鹑蛋煮熟，去壳放入碗内，放入黄瓜，调入生抽和盐，入锅蒸约10分钟后取出。

2. 炒锅置火上，加料酒烧开，加盐、红油，以水淀粉勾薄芡后淋入碗中即可。

功效解读 鹌鹑蛋的营养价值很高，可补气益血、强筋壮骨。黄瓜肉质脆嫩，含有多种营养素，可加速废物排泄，预防妊高症。

鲤鱼

健胃滋补
催乳利水

适用量： 每次食用80克为宜。

- **热量**
  456 千焦 /100 克

- **性味**
  性平，味甘

- **主打营养素**
  镁、蛋白质

- **归经**
  归脾、肾、肺经

鲤鱼具有健胃、滋补、催乳、利水之功效，非常适合孕产妇食用。鲤鱼的脂肪主要是不饱和脂肪酸，有促进大脑发育的作用，还能很好地降低胆固醇。

食疗功效

鲤鱼有消除黄疸、镇惊、利水消肿的作用，适用于水肿、咳嗽、气喘、胎动不安、小儿惊风、癫痫等病症。

孕期营养

鲤鱼的蛋白质的利用率高达 98%，可提供人体必需的氨基酸。鲤鱼是公认的孕产妇滋补身体的佳品，对水肿、胎动有食疗作用，还可通乳。

特别提示 在鲤鱼鼻孔滴两滴白酒后放在通风处，上面盖一层湿布，鱼可存活两三天。

营养成分（每100克含量）

营养素	含量	营养素	含量
蛋白质	17.60克	脂肪	4.10克
维生素 A	25微克	维生素 B_1	0.03毫克
维生素 B_2	0.09毫克	维生素 E	1.27毫克
钙	50毫克	镁	33毫克
锌	2.08毫克	铁	1毫克
硒	15.3微克	磷	204毫克
铜	0.06毫克		

孕期优选食疗方推荐

清炖鲤鱼汤

主料 鲤鱼1条（约450克）。

配料 盐少许，葱段、姜片各5克，醋少许，香菜末3克，食用油适量。

做法

1. 将鲤鱼处理干净，一分为二备用。
2. 净锅上火倒入食用油，将葱、姜爆香，调入盐、醋、水烧沸，下入鲤鱼煲至熟，撒入香菜末即可。

功效解读 鲤鱼的营养价值很高，含有极为丰富的蛋白质，而且容易被人体吸收，利用率高达98%，可供给人体必需的氨基酸，有益气健脾、通脉下乳、防治水肿的功效。

鲈鱼

健脾益肾
补气安胎

● **热量**
439 千焦 /100 克

● **性味**
性平，味甘

● **主打营养素**
蛋白质、钙、铁、锌

● **归经**
入肝、脾、肾三经

适用量： 每次食用100克为宜。

鲈鱼肉质细嫩，含有丰富的蛋白质、钙、铁、锌，易为人体吸收，对骨骼组织有益，是孕妇和胎儿补充钙、铁、锌的好食材。

食疗功效

鲈鱼具有健脾益肾、补气安胎、健身补血等功效，对习惯性流产、胎动不安、孕期水肿、产后乳汁缺乏、手术后伤口难愈合等有食疗作用。

孕期营养

鲈鱼没有腥味，肉为蒜瓣形，最宜清蒸、红烧或炖汤，是孕妇健身补血、健脾益气和安胎的佳品。

特别提示 以鱼身偏青，鱼鳞有光泽、透亮的为好；鳃呈鲜红色、表皮及鱼鳞无脱落者为佳。

营养成分（每100克含量）

营养素	含量	营养素	含量
蛋白质	18.60克	脂肪	3.40克
维生素 A	19微克	维生素 B_1	0.03毫克
维生素 B_2	0.17毫克	维生素 E	0.75毫克
钙	138毫克	镁	37毫克
锌	2.83毫克	铁	2毫克
硒	33.06微克	磷	242毫克
铜	0.05毫克		

孕期优选食疗方推荐

鲈鱼西蓝花粥

主料 大米80克，鲈鱼50克，西蓝花20克。

配料 盐3克，味精2克，葱花、姜末、料酒、枸杞子、香油各适量。

做法

1. 大米清洗干净；鲈鱼处理干净，切块，用料酒腌制；西蓝花清洗干净，掰成朵。

2. 锅置于火上，注入适量清水，放入大米煮至五成熟。

3. 放入鱼肉、西蓝花、姜末、枸杞子煮至米粒开花，加调味料调匀，撒上葱花即可。

功效解读 本品含有大量的不饱和脂肪酸，对胎儿大脑和眼睛的正常发育尤为重要。

罗非鱼

益气补血
利水消肿

适用量： 每次食用约100克为宜。

- **热量**
410千焦/100克

- **性味**
性平，味甘

- **主打营养素**
蛋白质、维生素、矿物质

- **归经**
归肾经

　　罗非鱼肉质鲜美，含有多种营养素，有补阴血、补体虚、利水消肿、通乳生乳的作用，能补充孕妇及胎儿所需的多种营养，可增强免疫力。

🔍 食疗功效

　　罗非鱼有益气健脾、利水消肿、清热解毒、通达经络、治疗病痛之功效。罗非鱼肉中氨基酸的含量也很高，有助于促进智力发育。

🔍 选购保存

　　选购罗非鱼时，以500克左右的鱼为佳，过大的罗非鱼味道不够鲜美。罗非鱼不易保存，宰杀后宜尽快食用。

特别提示 罗非鱼不宜与鸡肉同食。

☺ 这样搭配最健康

罗非鱼+豆腐= 有益补钙

孕期优选食疗方推荐

清蒸罗非鱼

主料 罗非鱼1条（约500克）。

配料 盐2克，姜片5克，葱15克，生抽10毫升，香油5毫升。

做法

1. 罗非鱼去鳞和内脏，清洗干净，在背上划花刀；葱洗净，葱白切段，葱叶切丝。

2. 将鱼装入盘内，加入姜片、葱白段、盐，放入锅中蒸熟。

3. 取出蒸熟的鱼，淋上生抽、香油，撒上葱丝即可。

功效解读 这道菜鱼肉软嫩，鲜香味美，可为孕妇滋补养身，提高其免疫抵抗力。

武昌鱼

● **热量**
565 千焦 /100 克

● **性味**
性温，味甘

● **主打营养素**
不饱和脂肪酸、钙

● **归经**
归脾、胃经

益气补虚
健脾开胃

适用量： 每次食用40克为宜。

武昌鱼中含有丰富的不饱和脂肪酸和钙元素，高钙可抵抗钠的有害作用，对降低血压、促进血液循环大有益处，是预防妊娠高血压的良好食物。

🔍 食疗功效

武昌鱼有开胃健脾、增进食欲的作用，经常食之可预防贫血症、低血糖、高血压。

🔍 选购保存

新鲜武昌鱼的眼球饱满凸出，角膜透明清亮，鱼肉坚实且富有弹性，鳃丝清晰呈鲜红色，黏液透明，鳞片有光泽且与鱼体贴附紧密，不易脱落。购买后宜将武昌鱼洗净擦干，放入冰箱冷藏保存，1～2天内需食用完。

特别提示 武昌鱼不宜与生菜同食。

☺ 这样搭配最健康

武昌鱼+香菇= 促进钙的吸收，降低血压

孕期优选食疗方推荐

清蒸武昌鱼

主料 武昌鱼500克。

配料 盐、料酒、生抽、香油各少许，姜丝、葱丝、红甜椒各10克。

做法

1. 武昌鱼处理干净；红甜椒清洗干净切丝。

2. 武昌鱼放入盘中，抹上料酒、盐腌制5分钟。

3. 将鱼放入蒸锅，撒上姜丝，蒸至熟后取出，撒上葱丝、红甜椒丝，用生抽、香油调成味汁淋上即可。

功效解读 这道菜鱼肉鲜美，汤汁清澈，原汁原味，淡爽鲜香。

蛤蜊

● **热量**
259 千焦 /100 克

● **主打营养素**
硒、钙

● **性味**
性寒，味咸

● **归经**
归肝、胃经

滋阴润燥
消肿散结

适用量： 每次食用5个左右为宜。

蛤蜊含有丰富的硒，可以促进葡萄糖的运转，预防妊娠糖尿病。蛤蜊还含有较为丰富的钙，可促进胎儿骨骼和牙齿的发育，预防孕妇腿抽筋。

食疗功效

蛤蜊有滋阴、软坚、化痰的作用，可滋阴润燥，能用于五脏阴虚消渴、纳呆、自汗、干咳、失眠、目干等病症的调理和治疗。

孕期营养

蛤蜊对孕妇水肿、口渴、痔疮有食疗功效，也是患有糖尿病的孕妇的一个辅助治疗食物。由于蛤蜊性寒，孕妇不要过量食用。

特别提示 等蛤蜊吐完泥，保存在冰箱里，可以放一段时间；夏天存放最好不要超过一天。

营养成分（每100克含量）

营养素	含量	营养素	含量
蛋白质	10.10克	脂肪	1.10克
维生素 A	21微克	维生素 B$_1$	0.01毫克
维生素 B$_2$	0.13毫克	维生素 E	2.41毫克
钙	133毫克	镁	78毫克
锌	2.38毫克	铁	10.90毫克
硒	54.3微克	磷	128毫克
铜	0.11毫克		

孕期优选食疗方推荐

蛤蜊拌菠菜

主料 菠菜400克，蛤蜊200克。

配料 料酒15毫升，盐4克，油适量。

做法

1. 将菠菜清洗干净，切成长度相等的段，焯水，沥干装盘待用。

2. 蛤蜊去壳取肉，处理干净，加盐和料酒腌制，入油锅中翻炒至熟，加盐调味，起锅倒在菠菜上即可。

功效解读 这道菜清香爽口，营养丰富。蛤蜊味道鲜美，且有助于胆固醇代谢，能抗痉挛、抑制焦虑。

干贝

滋阴养血
补肾调中

● **热量**
1105 千焦 /100 克

● **性味**
性平，味甘、咸

● **主打营养素**
蛋白质、碳水化合物、钙、铁、锌、钾

● **归经**
归脾经

适用量： 每次食用30克左右为宜。

干贝富含蛋白质、钙、铁、锌等多种营养素，有增强免疫力、强身健体、滋阴、补肾、调中、下气、利五脏之功效，有利于胎儿健康发育。

🔍 食疗功效

干贝能辅助治疗头晕目眩、咽干口渴、虚劳咯血、脾胃虚弱等症，适合脾胃虚弱、营养不良、久病体虚、五脏亏损、脾肾阳虚、高脂血症、食欲不振、消化不良者或孕妇等食用。

🔍 选购保存

品质好的干贝干燥、颗粒完整、大小均匀、色淡黄而略有光泽。将干贝置于透光干净的容器中，拧紧盖子放置在阴凉通风干燥处即可。

特别提示 过量食用干贝会影响肠胃功能。

☺ 这样搭配最健康

干贝+海带 = 清热滋阴，软坚散结，降糖降压

孕期优选食疗方推荐

干贝蒸水蛋

主料 鲜鸡蛋3个，湿干贝10克。

配料 盐2克，白糖1克，淀粉5克，香油3毫升，葱花10克。

做法

1. 鸡蛋在碗里打散，加入湿干贝和盐、白糖、淀粉搅匀。
2. 将鸡蛋放在锅里隔水蒸至鸡蛋凝结。
3. 将蒸好的鸡蛋撒上葱花、淋上香油即可。

功效解读 这道水蛋熟而不起泡，润滑鲜嫩。其中的干贝滋味鲜美，营养价值高，具有补虚的功能，对胎儿的神经系统和身体发育有利，还能帮孕妇改善记忆力。

桑葚

滋阴补血
生津润燥

- **热量**
397 千焦 /100 克

- **性味**
性寒，味甘

- **主打营养素**
铁、维生素 C、
多种矿物质

- **归经**
归心、肝、肾经

适用量： 每天食用50克为宜。

桑葚含有丰富的铁、维生素 C、矿物质，可降低血糖、血压、血脂，预防高血压、缺铁性贫血，同时，还具有健脾胃、助消化等功效。

🔍 食疗功效

桑葚可以促进血红细胞的生长，防止白细胞减少。常食桑葚可以明目，缓解眼睛疲劳。

🔍 选购保存

要选颗粒比较饱满、厚实、没有出水、比较坚挺的，不要购买颜色比较深、味道过甜、里面不熟的桑葚，这样的有可能是经过染色的。桑葚不易保存，建议现买现食。

特别提示 体虚便溏的孕妇不宜食用。

☺ 这样搭配最健康

桑葚+枸杞子= **可滋补肝肾、明目、护肤**

孕期优选食疗方推荐

桑葚活力点心

主料 桑葚、哈密瓜各50克，杨梅30克，苹果、油桃各1个。

配料 优酪乳300毫升。

做法

1. 哈密瓜洗净，去皮切片；杨梅洗净。
2. 苹果洗净，去皮，切小丁；桑葚清洗干净；油桃去皮，切片。
3. 将所有材料放入碗中，再倒入优酪乳即可。

功效解读 这道水果点心营养非常丰富，其中桑葚含有的脂肪酸具有分解脂肪、降低血脂等作用。

哈密瓜

**益气补血
清肺止咳**

● **热量**
142 千焦 /100 克

● **性味**
性寒，味甘

● **主打营养素**
维生素、矿物质

● **归经**
归肺、胃、膀胱经

适用量： 每天食用90克左右为宜。

哈密瓜中含有维生素及钙、磷、铁等 10 多种矿物质，孕妇食之能明显改善内分泌和造血功能，可以防治贫血。

食疗功效

哈密瓜有利小便、除烦、止咳、防暑、清热解燥的作用，对发热、中暑、口鼻生疮等症有食疗作用。

孕期营养

哈密瓜含有催吐素，孕妇多吃哈密瓜可能会不舒服。越靠近瓜的两端所含的催吐素越多，所以尽量食用靠中间的部分。

特别提示 由于哈密瓜含糖量高且性寒，孕妇一次不能吃太多。

营养成分（每100克含量）

营养素	含量	营养素	含量
蛋白质	0.50克	脂肪	0.10克
碳水化合物	7.7克	膳食纤维	0.20克
维生素 A	153微克	钾	190毫克
维生素 B_2	0.01毫克	维生素 C	12毫克
镁	19毫克	钙	4毫克
锌	0.13毫克	磷	19毫克
硒	1.1微克		

孕期优选食疗方推荐

哈密瓜奶

主料 哈密瓜100克，鲜牛奶100毫升。

配料 蜂蜜5毫升，矿泉水少许。

做法

1. 将哈密瓜去皮、籽，放入榨汁机中榨汁。
2. 将哈密瓜汁、牛奶放入榨汁机中，加入矿泉水、蜂蜜，搅打均匀即可。

功效解读 哈密瓜对人体的造血功能有显著的促进作用，对孕妇来说是很好的滋补水果。鲜牛奶富含优质蛋白质，可为胎儿的生长发育提供所需的多种营养。将哈密瓜与牛奶搭配在一起，营养更加全面。

核桃

**滋补肝肾
强健筋骨**

● **热量**
2623 千焦/100 克

● **性味**
性温，味甘

● **主打营养素**
蛋白质、不饱和脂肪酸、
碳水化合物、维生素 E

● **归经**
归肾、肺、大肠经

适用量： 每日食用3颗为宜。

核桃中富含蛋白质和不饱和脂肪酸，能滋养脑细胞，增强脑功能；含有的碳水化合物能为孕妇提供所需的热量；含有的维生素 E 可预防胎儿早产。

食疗功效

核桃油中油酸、亚油酸等不饱和脂肪酸的含量高于橄榄油，饱和脂肪酸含量极微，具有滋补肝肾、强健筋骨的功效，有助于胎儿的发育。

选购保存

应选个大、外形圆整、干燥、壳薄、色泽白净、表面光洁、壳纹浅而少的核桃。带壳核桃风干后较易保存。

特别提示 核桃仁表面的褐色薄皮不宜剥掉。

☺ 这样搭配最健康

核桃+黑芝麻= 可补肝益肾、乌发润肤

孕期优选食疗方推荐

花生核桃猪骨汤

主料 花生50克，核桃5个，猪骨500克。

配料 盐3克，鸡精3克，香葱段适量。

做法

1. 猪骨洗净，斩件；核桃仁、花生泡发。
2. 锅中水烧沸，入猪骨汆透后捞出，洗净。
3. 煲中加水烧开，下入猪骨、核桃仁、花生，煲1小时，调入盐、鸡精，撒香葱段即可。

功效解读 这道汤对胎儿的大脑发育以及孕妇的身体都很有好处。核桃中的营养成分具有增强细胞活力、促进造血、增强免疫力等功效；花生所含的谷氨酸和天冬氨酸可以促进脑细胞发育。

赤小豆

**利尿消肿
健脾化湿**

● **热量**
1293 千焦 /100 克

● **性味**
性平, 味甘、酸

● **主打营养素**
膳食纤维、碳水化合物、
维生素 E、铁、锌

● **归经**
归心、小肠经

适用量： 每次食用30克左右为宜。

赤小豆中含有大量的碳水化合物、维生素 E、铁、锌等营养素，有提供热量、降低胆固醇、预防贫血等作用，孕妇常喝赤小豆粥可预防孕晚期水肿。

🔍 **食疗功效**

赤小豆有止泻、消肿、通乳、健脾养胃、清热利尿、抗菌消炎、解除毒素等功效，还可以增进食欲，促进胃肠消化吸收，具有润肠通便的作用。

🔍 **选购保存**

选购赤小豆时应选择颗粒饱满、大小一致、颜色较鲜艳的。将赤小豆晒干装入塑料袋，扎紧袋口，存放于干燥处保存，效果较好。

特别提示 赤小豆是女性怀孕期的滋补佳品。

☺ **这样搭配最健康**

赤小豆+南瓜= 可润肤、止咳、减肥，预防水肿

孕期优选食疗方推荐

赤小豆牛奶汤

主料 赤小豆15克，低脂鲜奶190毫升。

配料 蜂蜜5毫升。

做法

1. 赤小豆洗净，浸泡一夜。

2. 赤小豆放入锅中，加适量水开中火煮约30分钟，熄火后再闷约30分钟。

3. 将赤小豆、蜂蜜、低脂鲜奶放入碗中，搅拌均匀即可食用。亦可打成汁或糊状，以方便咀嚼困难的人食用。

功效解读 赤小豆富含蛋白质、脂肪、B族维生素、糖类和钾、铁、磷等矿物质，孕期易疲倦的孕妇应经常食用赤小豆食品。

绿豆

清热解毒
消暑止渴

适用量: 每日食用50克左右为宜。

● **热量**
1322 千焦 /100 克

● **性味**
性凉，味甘

● **主打营养素**
膳食纤维、蛋白质、磷脂、钙

● **归经**
归心、胃经

> 绿豆能为机体中许多重要脏器提供营养，还富含碳水化合物、膳食纤维和钙，能保证母体热量的供给以及筋骨的强壮。孕晚期孕妇食用绿豆，可以去胎毒。

🔍 食疗功效

绿豆具有清热解毒、消暑止渴、利水消肿、保肝降压的功效。常服绿豆汤对接触有毒、有害化学物质而可能中毒者有一定的防治效果。绿豆中的鞣质既有抗菌活性，又有局部止血的作用。

🔍 孕期营养

如果孕妇要单独用绿豆煮甜水饮用，必须煮烂绿豆才可减轻绿豆的寒性。

特别提示 绿豆不宜与狗肉同食，易引起中毒。

营养成分（每100克含量）

营养素	含量	营养素	含量
蛋白质	21.60克	脂肪	0.80克
碳水化合物	55.6克	膳食纤维	6.40克
维生素 A	22微克	维生素 B_1	0.25毫克
维生素 B_2	0.11毫克	烟酸	2毫克
维生素 E	10.9毫克	钙	81毫克
锌	2.18毫克	铁	6.50毫克
硒	4.28微克		

孕期优选食疗方推荐

绿豆粥

主料 绿豆80克，大米50克。

配料 红糖25克。

做法

1. 将大米和绿豆清洗干净，泡水30分钟。
2. 绿豆、大米入锅，加水以大火煮开。
3. 转用小火煮至大米熟烂，粥浓时，再下入红糖，继续煮至糖化开即可。

功效解读 这道绿豆粥香甜嫩滑，有清肝泻热、和胃止呕的功效，适合孕食欲不好的孕妇食用。其中的绿豆是孕妇补锌及防治妊娠水肿的佳品。

女人怀孕后，各项生理指标或生理活动都不同于常人，若对食物不加选择，可能会对孕妇不利，也不利于胎儿的发育。因此，牢记孕妇忌食的 28 种食物很有必要。

孕妇要尽量避免食用容易导致水肿、妊娠高血压、妊娠糖尿病等症的食物。另外，孕妇体热易上火，还要避免食用辛辣易上火的食物。生冷寒凉的食物易导致滑胎，也不宜多食。

禁忌食物

酒心糖	腊肠	甲鱼	咸鱼
酒心糖中含有的酒精可导致"胎儿酒精综合征"	腊肠属于高盐、高热量食物，易致妊娠高血压或水肿	甲鱼会抑制胎儿生长，对胎儿生长不利	咸鱼属于高盐食物，易致孕妇孕晚期水肿
马齿苋	慈姑	羊肉	豆腐乳
马齿苋可散血消肿、利肠滑胎，不适合孕妇食用	慈姑可活血破血、滑胎利窍，不利于妊娠	羊肉易上火，致使胎动不安	豆腐乳中含有防腐剂和亚硝酸盐，容易致畸
杏	酒	螃蟹	芥末
杏吃多了容易引起上火，且有滑胎作用，是孕妇大忌	酒中含有酒精，酒精会损伤胎儿的脑细胞	螃蟹性寒凉，有活血祛淤之效，易致孕妇腹泻或流产	芥末带有刺激性辣味，易使孕妇心跳加快、血压升高

忌食的原因

忌食的原因

桂圆	杏仁	山楂	方便食品
桂圆易滋生内热，易使孕妇出现先兆流产症状	杏仁含有有毒物质氢氰酸，多食能使胎儿窒息死亡	山楂活血化淤、兴奋子宫、使子宫收缩，故孕妇不宜食用	常吃方便食品会使脂肪酸不足，不利于形成良好的胎盘营养
咖啡	蜜饯	浓茶	薯片
咖啡中的咖啡因、咖啡碱等物质会刺激孕妇的中枢神经	蜜饯中含有大量添加剂，不利于胎儿发育，也不利于孕妇健康	浓茶会使孕妇兴奋，刺激胎动，影响胎儿发育	薯片含有丙烯酸酯，若被吸收入母乳中，影响胎儿的生长发育
汽水	生鸡蛋	荔枝	油条
汽水中的磷酸盐会影响铁的吸收，易使孕妇缺铁	生鸡蛋易被细菌感染，生吃不利于胎儿发育	荔枝性热，易致胎动不安，且易致妊娠糖尿病	油条难消化，且含有明矾，可影响胎儿的大脑发育
罐头食品	火腿肠	熏肉	豆瓣酱
罐头食品中含有防腐剂等，会通过胎盘传染给胎儿，易致畸	火腿肠中含有的添加剂、防腐剂是致畸因子	熏肉属于高盐、高热量食物，易致妊娠高血压或水肿	豆瓣酱中的亚硝酸钠是致畸因子，且含盐分多，易加重水肿

第二章 十月怀胎同步营养全指导

第三章

孕妇所需的
二十种营养素

孕妇需补充的营养物质有：蛋白质、碳水化合物、维生素、脂肪、矿物质、叶酸等。如果孕妇体内缺乏某种必需的营养元素，就可能会对胎儿造成一定的影响。当然，过量摄取这些营养素，对胎儿的发育也是不利的。因此，孕妇既要保证这些营养素的足量摄取，又不能过多地摄入。本章会重点介绍 20 种孕妇必须补充的营养素，以供参考。

蛋白质—胎儿生长的「发电站」

蛋白质是人体必需的重要营养成分之一。食物蛋白质中的各种人体必需的氨基酸的比例越接近人体蛋白质的组成成分，越易被人体消化吸收，说明其营养价值就越高。一般来说，动物性蛋白质在各种人体必需的氨基酸组成的相互比例上接近人体蛋白质，属于优质蛋白质。

功效解读

蛋白质是生命的物质基础，是机体细胞的重要组成部分，是人体组织更新和修补的主要原料。人体的每个组织——毛发、皮肤、肌肉、骨骼、内脏、大脑、血液、神经、内分泌等都是由蛋白质组成的，所以说蛋白质对人的生长发育非常重要。

食物来源

☑牛奶　　　☑虾
☑肉类　　　☑蟹
☑鸡蛋　　　☑豆制品
☑鱼　　　　☑坚果

建议摄取量

孕妇在孕早期（孕1～3月）对蛋白质的需求量为每日75～80克，孕中期（孕4～7月）为每日80～85克，孕晚期（孕8～10月）为90～95克。

缺乏与过量的危害

孕妇缺乏蛋白质容易导致流产，并可影响胎儿的脑细胞发育，使其脑细胞分裂减缓，数目减少，并可对中枢神经系统的发育产生不良影响，使胎儿出生后发育迟缓，体重过轻，甚至影响胎儿智力。

蛋白质摄入过量会加速骨骼中钙的丢失，影响胎儿对钙的吸收。蛋白质的酸性代谢产物还可能增加肝、肾的负担，引起泌尿系统结石和便秘。

怎样补充蛋白质更科学：有效补充蛋白质"三步走"

第一步，要保证每天摄入蛋白质的质和量，每天都要进食富含优质蛋白的食物，如鸡蛋、豆制品、各种肉类；第二步，要合理安排膳食结构，使氨基酸互相补充，确保每天食用的蛋白质，1/3 来自于动物蛋白，2/3 来自于植物蛋白；第三步，摄取蛋白质前，体内要有足够的热量，可适当吃一些富含碳水化合物的食物，如果热量不足，补充的蛋白质就会转化为热量，造成浪费。

鱼肉富含优质蛋白，又容易消化。

促进脑部发育的优选食疗方推荐

胡萝卜炒蛋

主料 鸡蛋2个，胡萝卜100克。

配料 盐5克，食用油20毫升。

做法

1. 胡萝卜清洗干净，削皮切细末；鸡蛋磕入碗中，搅打均匀备用。

2. 食用油入锅烧至七成热，放入胡萝卜末炒约1分钟。

3. 加入蛋液，炒至半凝固时转小火炒熟，加盐调味即可。

功效解读 本品不但鲜香适口，而且营养丰富，非常适合孕妇食用。胡萝卜搭配鸡蛋，可使胡萝卜中的胡萝卜素更容易被人体吸收，也增加了菜肴中优质蛋白、多种脂肪酸、胆固醇的含量，增加了对人的滋补性，尤其满足了孕妇对蛋白质、脂肪、卵磷脂、胆固醇以及多种维生素的需要。

增加胎儿智力的优选食疗方推荐

腰果虾仁

主料 虾仁200克，腰果、黄瓜各150克，胡萝卜100克。

配料 盐3克，水淀粉、油各适量。

做法

1. 虾仁洗净；黄瓜清洗干净，去皮切块；胡萝卜去皮，清洗干净，切块。

2. 热锅下油烧热，入腰果炒香，放入虾仁滑炒片刻，再放入黄瓜、胡萝卜同炒。

3. 加盐调味，炒熟后用水淀粉勾芡，装盘即可。

功效解读 腰果不但含有优质蛋白，还含有不饱和脂肪酸，常食腰果有强身健体、提高机体抗病能力、增强体力等作用。

脂肪—大脑发育就靠它了

脂肪是构成人体组织的重要营养物质，在大脑活动中起着不可替代的作用。人体所需的亚麻油酸、次亚麻油酸、花生四烯酸等均属在人体内不能自行合成的不饱和脂肪酸，只能由食物供给，孕妇在整个孕期都要适当补充有益胎儿大脑发育的脂肪类食物。

🔍 功效解读

脂肪具有为人体储存并供给能量、保持体温恒定及缓冲外界压力、保护内脏、促进脂溶性维生素的吸收等作用，是身体活动所需能量的最主要的来源。孕妇身体内部的消化、新陈代谢要有能量的支持才能得以完成。

🔍 食物来源

☑坚果　　　☑蛋糕
☑动物皮肉　☑植物油
☑油炸食品　☑动物内脏
☑面食

🔍 建议摄取量

脂肪属于油性物质，难以消化，易被人体储存，所以孕妇不需要刻意增加摄入量，只需要按平常的量——每日大约60克摄取即可。

🔍 缺乏与过量的危害

胎儿所需的必需脂肪酸是由母体通过胎盘供应的，所以孕妇需要为胎儿发育储备足够的脂肪。如缺乏脂肪，孕妇可能发生脂溶性维生素缺乏症，引起肾脏、肝脏、神经和视觉方面的多种疾病。

脂肪摄入过多，会导致身体肥胖，孕妇易得妊娠高血压、高血糖及妊娠合并心脏病。多余的脂肪还会影响脾胃功能。

🔍 怎样补充脂肪更科学：抵制住油炸品、焙烤品的诱惑

补充脂肪的时候，注意远离油炸品、焙烤品。这两类食物含有对人体不利的饱和脂肪酸、反式脂肪酸。有的油炸品中还含有脂肪氧化聚合与环化产生的有毒物质。即使油炸品、焙烤品没有使用氢化植物油，也不利于人体健康，人食用之后容易升高血脂，诱发糖尿病。

孕妈妈要坚决抵制油炸食品。

榄菜肉末蒸茄子

主料 茄子500克，猪肉、榄菜各适量。

配料 盐3克，葱、红甜椒各5克，酱油、醋各适量。

做法

1. 猪肉清洗干净，切末；茄子去蒂清洗干净，切条；榄菜清洗干净，切末；葱清洗干净，切段；红甜椒去蒂清洗干净，切圈。

2. 锅入水烧开，放入茄子焯烫片刻，捞出沥干，与肉末、榄菜、盐、酱油、醋混合拌匀，装盘，放上葱段、红甜椒圈，入锅蒸熟即可。

功效解读 这道菜营养丰富，常吃可增强人体免疫力。其中，猪肉可改善产后贫血，茄子有活血化淤、清热消肿的作用。

鸡块多味煲

主料 鸡肉350克，枸杞子10克，红枣5颗，水发莲子8颗，青菜适量。

配料 盐4克，葱段、姜片、食用油各适量。

做法

1. 将鸡肉清洗干净，斩块焯水；枸杞子、红枣、水发莲子、青菜洗净，备用。

2. 净锅上火倒入食用油，下葱、姜炝香，下入鸡块煸炒，倒入水，调入盐烧沸，下入枸杞子、红枣、水发莲子、青菜煲至熟即可食用。

功效解读 本品含有蛋白质、脂肪、铁和多种维生素，可以提高孕妇的免疫力，预防缺铁性贫血。

碳水化合物是人类从食物中取得能量最经济和最主要的来源。食物中的碳水化合物分成两类：人可以吸收利用的有效碳水化合物，例如单糖、双糖、多糖；人不能消化的无效碳水化合物。糖类化合物是一切生物体维持生命活动所需能量的主要来源。

🔍 功效解读

碳水化合物是人体能量的主要来源。它不仅是营养物质，而且有些还具有特殊的生理活性。如可维持心脏和正常活动、节省蛋白质、维持脑细胞正常功能、为机体提供热能及保肝解毒等。

🔍 食物来源

☑ 糖类 　　　☑ 奶制品
☑ 谷物 　　　☑ 干果
☑ 水果 　　　☑ 根茎蔬菜

🔍 建议摄取量

主食富含碳水化合物，所以人体一般不会缺乏碳水化合物，但孕妇孕早期妊娠反应致使能量消耗较大，故应适当增加摄入量，以免缺乏。每日摄入量为500克。

🔍 缺乏与过量的危害

如果孕妇缺乏碳水化合物，会产生全身无力、疲乏、头晕、心悸、脑功能障碍、低血糖昏迷等症，也会引起胎儿血糖过低，影响其正常生长发育。

碳水化合物只有经过消化分解成葡萄糖、果糖和半乳糖才能被人体吸收，而果糖和半乳糖经过肝脏的转换后也会变成葡萄糖。如果碳水化合物摄取过量，就会使多余的葡萄糖以高能的脂肪储存在体内，从而易导致人发胖。

🔍 怎样补充碳水化合物更科学：搭配蛋白质，碳水化合物更容易吸收

蛋白质也有产能的作用，当膳食结构中的碳水化合物过少时，机体会消耗蛋白质以获得能量。因此，为了更好地吸收碳水化合物，可在饮食中适当增加蛋白质的量，一天的饮食可以这样安排：正餐包括米饭、馒头、燕麦粥等主食，同时搭配一个鸡蛋；在午餐或晚餐中摄入鱼、虾、肉、豆制品等；每天喝一杯牛奶。这样可以让蛋白质代替一部分能量消耗。

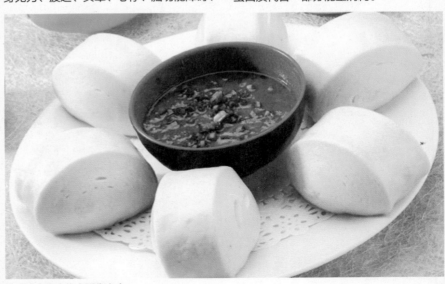
补充碳水化合物主要靠主食。

碳水化合物—胎儿的『热能站』

优酪乳土豆铜锣烧

主料 低筋面粉150克，鸡蛋2个，优酪乳适量，土豆50克，草莓4颗，芒果半个，小蓝莓3颗，蜂蜜（枫糖浆）20毫升。

配料 食用油10毫升，水1杯，泡打粉2克，盐少许。

做法

1. 土豆去皮清洗干净，蒸熟后压成泥；芒果去皮，挖成球状。

2. 鸡蛋打散，加低筋面粉、食用油、水、泡打粉、盐拌匀，煎成铜锣烧，盛盘。

3. 铜锣烧均匀铺入土豆泥，摆上芒果球、草莓，再淋上蜂蜜，倒入优酪乳，放上小蓝莓即可。

功效解读 土豆有助于补充能量，草莓酸甜可口。本品非常适合孕妇食用。

清炒红薯丝

主料 红薯200克。

配料 盐、葱花各3克，油适量。

做法

1. 红薯去皮，清洗干净，切丝备用。

2. 锅下油烧热，放入红薯丝炒至八成熟，加盐炒匀，待熟装盘，撒上葱花即可。

功效解读 红薯的蛋白质含量高，经常食用可提高人体对主食（如大米、白面等）营养的利用率，有利于孕妇的身体健康。红薯所含的膳食纤维也比较多，对促进胃肠蠕动和防止便秘非常有益。此外，红薯所含的钙和镁，可以促进胎儿骨骼发育。

膳食纤维——肠道『清洁工』

膳食纤维一般是不易被消化的食物营养素，包含纤维素、半纤维素、树脂、果胶及木质素等。膳食纤维是人们健康饮食不可缺少的物质，纤维在保持消化系统健康上扮演着重要的角色，同时摄取足够的膳食纤维也可以预防心血管疾病、癌症、糖尿病以及其他疾病。

🔍 功效解读

膳食纤维有增加肠道蠕动、减少有害物质对肠道壁的侵害、促进大便的通畅、减少便秘及其他肠道疾病的发生和增强食欲的作用，同时膳食纤维还能降低胆固醇，以减少心血管疾病的发生、阻碍糖类被快速吸收以减缓血糖蹿升的作用。

🔍 食物来源

☑ 大麦　　　　☑ 芹菜
☑ 豆类　　　　☑ 果皮
☑ 胡萝卜　　　☑ 根茎蔬菜
☑ 燕麦　　　　☑ 柑橘

🔍 建议摄取量

孕妇由于胃酸分泌减少，体力活动减少，胃肠蠕动缓慢，加之胎儿挤压肠部，常常出现肠胀气和便秘。因此，孕妇可多摄入蔬菜、粗粮等膳食纤维含量高的食物。每日膳食纤维的摄入量为 25 ～ 30 克。

🔍 缺乏与过量的危害

缺乏膳食纤维，会使孕妇发生便秘，且不利于肠道排出食物中的油脂，间接使身体吸收过多热量，使孕妇超重，容易引发妊娠期糖尿病和妊娠期高血压。

膳食纤维虽有好处，但摄入太多，会引起腹胀、排便次数增加，也会使钙、锌、铁等无机盐的排出增加。

🔍 怎样补充膳食纤维更科学：膳食纤维不同于润肠通便产品

膳食纤维是人体的"第七营养素"，在人体内起着增加大便体积、促进肠道蠕动的作用，可刺激肠道动力，起到润肠通便的作用。这个过程是人体自然的排泄过程，可促进脂肪排泄，有助于预防营养过剩性疾病，不会使人产生依赖性。市面上卖的润肠通便品多为药物助排泄，治标不治本，远不如补充膳食纤维健康。

五谷杂粮食物中水溶性纤维含量较多。

促进排便的优选食疗方推荐

清炒竹笋

主料 竹笋250克。

配料 葱、姜、盐、食用油各适量，味精少许。

做法

1. 竹笋剥去皮，除去老的部分，清洗干净后对半切开备用。
2. 锅烧热，放食用油烧至七成热时，放葱、姜入锅煸香。
3. 将竹笋、盐放入锅内，翻炒至笋熟时，加味精，再翻炒几下，起锅装盘即可。

功效解读 竹笋中含有大量的优质蛋白以及人体所必需的8种氨基酸，适合孕妇食用。竹笋具有开胃、促进消化、增强食欲的作用，可辅助治疗消化不良。另外，本品对妊娠高血压有一定的预防作用。

预防胀气的优选食疗方推荐

蒜蓉茼蒿

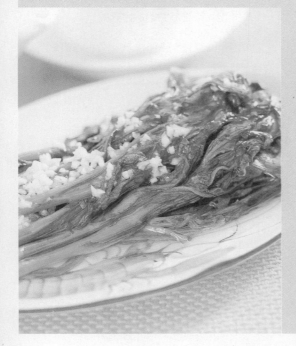

主料 茼蒿400克。

配料 盐3克，味精2克，大蒜20克，油适量。

做法

1. 大蒜去皮洗净，剁成细末；茼蒿去掉黄叶，清洗干净。
2. 锅内加水烧沸，将茼蒿稍微焯水捞出。
3. 锅中加油，炒香蒜蓉，下入茼蒿、盐、味精，翻炒均匀即可。

功效解读 茼蒿含有具有特殊香味的挥发油，有助于消食开胃、增加食欲。其丰富的粗纤维有助于肠道蠕动，促进排便。孕妇食用这道菜，不仅能补充身体所需的营养物质，还能调节体内水液代谢，通利小便；消除水肿。

维生素 A 是最早被发现的维生素,主要存在于海产品(尤其是鱼类)的肝脏中。维生素 A 有两种:一种是维生素 A 醇,是最初的维生素 A 形态(只存在于动物性食物中);另一种是 β－胡萝卜素,在体内转变为维生素 A 的预成物质(可从植物性或动物性食物中摄取)。

🔍 功效解读

维生素 A 具有维持人的正常视力、维护上皮组织健全的功能,可保持皮肤、骨骼、牙齿、毛发的健康生长,还能促进生殖功能的良好发展。胎儿的早期发育离不开维生素 A,但切记:孕妇不能摄入大剂量的维生素 A。

🔍 食物来源

☑ 鱼肝油　　　　☑ 鸡蛋
☑ 绿叶蔬菜　　　☑ 黄色蔬菜
☑ 水果类　　　　☑ 动物肝脏
☑ 奶制品

🔍 建议摄取量

孕妇每日维生素 A 的摄入量应根据不同的妊娠阶段摄取:孕初期建议每日摄取0.8毫克;孕中期和孕晚期,建议每日摄取0.9毫克。

🔍 缺乏与过量的危害

维生素 A 是胎儿视力发育、生长、上皮组织及骨骼发育必需的物质。孕妇缺乏维生素 A,可导致流产、胚胎发育不良或胎儿生长缓慢,严重时还可引起胎儿畸形。

一般情况下,维生素 A 通过饮食即可满足,不需要额外补充。若孕妇维生素 A 补充过量,易导致新生儿出现唇裂、腭裂、脑积水、颅骨缝早闭或心脏缺陷等疾病。

🔍 怎样补充维生素A更科学:类胡萝卜素有助于促进维生素A的吸收

天然的维生素 A 只存在于动物肝脏、奶类、蛋类、鱼卵等动物性食品中。但也可进食红色、橙色、深绿色植物性食物,如胡萝卜、番茄、芒果、绿叶蔬菜等间接补充维生素 A。因为这类植物性食物中含有类胡萝卜素,通过人体某些酶的催化作用,可催化生成维生素 A。

新鲜水果中的 β－胡萝卜素在体内可转化成维生素A。

促进视力发育的优选食疗方推荐

笋菇菜心汤

主料 冬笋200克，水发香菇50克，菜心150克。

配料 盐3克，味精1克，水淀粉15克，素鲜汤、油各适量。

做法

1. 冬笋清洗干净，斜切成片；香菇清洗干净去蒂，切片；菜心洗净稍焯，捞出。
2. 炒锅加油烧热，分别将冬笋片和菜心下锅过油，随即捞出沥油。
3. 净锅加素鲜汤烧沸，放入冬笋片、香菇片、油，数分钟后再放入菜心，加盐、味精调味，用水淀粉勾芡即可。

功效解读 这道菜品质柔嫩，风味可口，营养丰富，含膳食纤维、维生素A、B族维生素、维生素C、矿物质、叶绿素及蛋白质，是孕妇保持美丽的秘密武器。

促进骨骼发育的优选食疗方推荐

玉米炒蛋

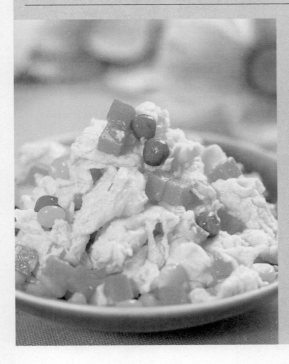

主料 玉米粒、胡萝卜丁各100克，鸡蛋1个，青豆10克。

配料 盐3克，葱5克，水淀粉、食用油各适量。

做法

1. 胡萝卜丁、玉米粒、青豆洗净后同入沸水煮熟；鸡蛋打散，加入盐和水淀粉调匀；葱洗净，葱白切段、葱叶切末。
2. 锅内注入食用油，倒入蛋液，待其凝固时盛出，锅内再放油炒葱白。
3. 接着放玉米粒、胡萝卜丁、青豆，炒香时再放蛋块，并加盐调味，炒匀盛出时撒入葱花即成。

功效解读 这道菜具有健脾养胃的功效，可以激发孕妇的食欲，促进胎儿发育。

维生素 B₁——神经系统发育的好帮手

维生素 B₁ 又称硫胺素或抗神经炎素，也被称为精神性的维生素，因为维生素 B₁ 对维护神经组织和精神状态有良好的作用。在孕晚期，孕妇需要充足的水溶性维生素，尤其是维生素 B₁，因为孕妇需要维持良好的食欲与正常的肠道蠕动。

功效解读

维生素 B₁ 是人体内物质与能量代谢的关键物质，是糖类代谢所必需的营养素。维生素 B₁ 有调节神经系统生理活动的作用，也是维持心脏、神经以及消化系统正常功能所必需的营养素，可以促进生长发育，帮助消化，改善人的精神状况，缓解孕吐。

食物来源

☑ 谷类　　　　☑ 豆类
☑ 干果　　　　☑ 酵母
☑ 硬壳果类　　☑ 动物肝脏
☑ 蛋类　　　　☑ 绿叶蔬菜

建议摄取量

维生素 B₁ 是维持人体正常功能与代谢活动不可或缺的水溶性维生素，人体无法自行合成。孕妇可以补充之以缓解恶心、呕吐、食欲不振等妊娠反应，预防水肿。建议摄入量为每日 1.5 ~ 1.6 毫克。

缺乏与过量的危害

孕妇缺乏维生素 B₁，会出现多种神经炎症，如食欲不佳、呕吐、呼吸急促、面色苍白、心率加快等，并可导致胎儿低出生体重，易患神经炎。

维生素 B₁ 在经人体消化吸收后，经肾脏排出，一般不会严重威胁健康，目前尚无发现维生素 B₁ 中毒的现象，所以维生素 B₁ 摄入过量对健康危害不大。孕妇体质特殊，为安全起见，最好按照每天建议的摄取量补充，不宜过量。

怎样补充维生素 B₁ 更科学：常吃全麦食物

维生素 B₁ 主要存在于粮谷类、豆类、干果、酵母、硬壳果类中，粮谷类的表皮中维生素 B₁ 含量尤其多。要注意的是，维生素 B₁ 在高温、碱性环境、紫外线环境中不稳定，将粗粮熬粥时，切忌加碱面。另外，鱼类中含有破坏维生素 B₁ 的硫胺类物质，因此补充维生素 B₁ 时不宜吃鱼。

坚果中维生素 B₁ 的含量比较丰富。

香菇冬笋煲小鸡

主料 小公鸡250克，鲜香菇100克，冬笋6克，油菜8棵。

配料 盐少许，香油2毫升，葱末、姜末、枸杞子各3克，油适量。

做法

1. 将鸡处理干净，剁块余水；香菇去根洗净切片；冬笋洗净切片；油菜洗净。

2. 炒锅上火倒入油，将葱、姜爆香，倒入水，下入鸡肉、香菇、冬笋、枸杞子，调入盐烧沸，放入油菜和香油即可。

功效解读 这道汤食材丰富，可滋补养身、清热化痰、利水消肿、润肠通便。其中，香菇是一种高蛋白、低脂肪的健康食品，它的蛋白质中含有多种氨基酸，对胎儿大脑的发育有益。

绿豆鸭子汤

主料 鸭半只，绿豆、赤小豆各15克。

配料 盐、香菜各适量。

做法

1. 将鸭肉洗干净，切块；绿豆、赤小豆淘洗干净备用。

2. 净锅上火倒入水，调入盐，下入鸭肉、绿豆、赤小豆煲至熟，撒上香菜即可。

功效解读 绿豆中富含淀粉、脂肪、蛋白质、多种维生素及锌、钙等多种矿物质，有清热解毒、消暑止渴、利水消肿之功效，是孕妇补锌及防治妊娠水肿的食疗佳品。鸭肉有滋阴养胃、利水消肿、强腰健骨的功效。

维生素 B$_2$ 又叫核黄素，是水溶性维生素，容易被人体消化和吸收，排出的量随体内的需要以及可能随蛋白质的流失程度而有所增减。它在体内的储存是有限的，所以时常要通过摄入食物或营养补品来补充。

功效解读

维生素 B$_2$ 参与体内生物氧化与能量代谢，在碳水化合物、蛋白质、核酸和脂肪的代谢中有重要作用，可提高机体对蛋白质的利用率，促进生长发育，维护皮肤和细胞膜的完整性。有保护皮肤毛囊黏膜及皮脂腺、消除口舌炎症、改善视力等功能。

食物来源

☑动物肝肾　　　☑鸡蛋
☑奶制品　　　　☑蔬菜
☑香菇　　　　　☑豆制品
☑鱼

建议摄取量

只要不偏食、不挑食，孕妇一般不会缺乏维生素 B$_2$。建议孕妇每天摄取 1.8 毫克的维生素 B$_2$。

缺乏与过量的危害

如果维生素 B$_2$ 摄入不足，蛋白质、脂肪、糖类等所有能量代谢都无法顺利进行，容易导致各种炎症的产生。孕妇孕早期若缺乏维生素 B$_2$，会加重妊娠呕吐，影响胎儿神经系统的发育，可能造成神经系统畸形或骨骼畸形；孕妇孕中期和孕晚期缺乏维生素 B$_2$，容易发生口角炎、舌炎或唇炎等，并可能导致早产。

维生素 B$_2$ 是水溶性维生素，每天都会随着肾脏排出，肾功能正常的人，维生素 B$_2$ 摄入过量一般没有危害。孕妇孕晚期肾脏负担大，最好不要摄取过量的维生素 B$_2$。

怎样补充维生素 B$_2$ 更科学：预防烹调对维生素 B$_2$ 的破坏

维生素 B$_2$ 性质很不稳定，食物的加工和烹调方式对维生素 B$_2$ 的破坏较大。维生素 B$_2$ 溶于水，容易随着水流失，高温水煮方式最易破坏维生素 B$_2$，所以补充维生素 B$_2$ 最好不要采用水煮的方式。碱性环境也会破坏维生素 B$_2$，所以在烹调绿色蔬菜的时候，不要加碱性调料。另外，光线也会影响破坏维生素 B$_2$，因此在保存食物或维生素 B$_2$ 制剂的时候要避光。

菠菜中维生素 B$_2$ 的含量较高。

促进神经发育的优选食疗方推荐

开屏武昌鱼

主料 武昌鱼1条，红甜椒1个。

配料 盐3克，生抽5毫升，葱20克，热油适量。

做法

1. 武昌鱼处理干净；葱、红甜椒清洗干净，切丝。
2. 将武昌鱼切成连刀片，加盐、生抽腌渍10分钟。
3. 入蒸锅蒸8分钟后取出，撒上葱丝、甜椒丝，浇上热油即可。

功效解读 武昌鱼的肉纤维短、柔软，孕妇食用易消化。它之所以味道鲜美，也是因为含有多种氨基酸，其中还有一种叫牛磺酸的氨基酸，对调节血压、降低血脂、防止动脉硬化、改善视力都有作用。

预防口腔炎的优选食疗方推荐

豆腐皮拌豆芽

主料 豆腐皮300克，绿豆芽200克，甜椒30克。

配料 盐4克，味精2克，生抽8毫升，香油适量。

做法

1. 将豆腐皮、甜椒清洗干净，切丝；绿豆芽清洗干净，掐头去尾备用。
2. 将备好的材料放入开水中稍烫，捞出，沥干水分，放入容器里。
3. 往容器里加盐、味精、生抽、香油搅拌均匀，装盘即可。

功效解读 绿豆芽利于其他营养素的吸收，并有助于胎儿的发育与生长。

维生素B6——缓解孕吐的好帮手

维生素 B6 又称吡哆素，是一种水溶性维生素，遇光或碱易被破坏，不耐高温。维生素 B6 是几种物质的集合，是制造抗体和红细胞的必要物质，摄取高蛋白食物时要增加它的摄取量。肠内的细菌具有合成维生素 B6 的能力。

🔍 功效解读

维生素 B6 有助于体内蛋白质、脂肪和碳水化合物的代谢，还能帮助转换氨基酸，形成新的红细胞、抗体和神经递质，而且维生素 B6 对宝宝的大脑和神经系统发育至关重要。在消化维生素 B12、合成烟酸和镁时，维生素 B6 都是必不可少的。

🔍 食物来源

☑ 动物肝脏　　☑ 谷类
☑ 肉类　　　　☑ 鸡蛋
☑ 香菇　　　　☑ 豆制品

🔍 建议摄取量

如果孕妇服用过量维生素 B6 或服用时间过长，会导致胎儿对它产生依赖性，因此对维生素 B6 要控制好摄入量，建议每日摄取 1.9 毫克。

🔍 缺乏与过量的危害

孕妇孕早期适量服用维生素 B6 可以有效缓解妊娠呕吐，控制水肿。如果缺乏维生素 B6，会引起神经系统功能障碍、脂溢性皮炎等，并会导致胎儿脑结构改变，或中枢神经系统发育延迟等。孕妇孕中期若缺乏维生素 B6，会导致孕妇精力不足，容易出现虚弱、精神萎靡、嗜睡、神经质等症状，免疫力下降。

维生素 B6 属于水溶性维生素，即使摄取过量一般也不会危害人体健康，但最好不要长期大剂量服用。

🔍 怎样补充维生素B6更科学：避免食用含硼食物

补充维生素 B6 的时候，避免食用含硼的食物，如叶状蔬菜、葡萄、苹果、茄子、南瓜、胡萝卜等。因为硼元素与人体内的消化液相遇后，会发生复杂的生化反应，生成不易被人体吸收的络合物，影响维生素 B6 的吸收和利用。另外，某些药物也影响维生素 B6 的吸收，如雌激素丸，会加剧维生素 B6 的消耗，需要额外增补。

孕妈妈可适量食用干果以补充维生素 B6。

预防呕吐的优选食疗方推荐

番茄酱罗非鱼

主料 罗非鱼1条（约500克）。

配料 葱1棵，姜片、蒜片各5克，白糖、盐、料酒、番茄酱、淀粉、水淀粉、油各适量。

做法

1. 将罗非鱼处理干净，在鱼身两边切花刀，用盐、料酒腌制；葱洗净，葱白切段、葱叶切丝。

2. 鱼身抹上淀粉，下油锅炸至金黄，捞出沥油。

3. 锅底留油，放葱段、姜片、蒜片爆香，捞出葱姜蒜，锅中加白糖、料酒、番茄酱及适量清水煮沸，用水淀粉勾芡，将鱼放进锅里，装盘，撒葱丝即可。

功效解读 本品可补阴血、通血脉。

增强免疫力的优选食疗方推荐

扁豆炖排骨

主料 扁豆200克，猪排骨500克。

配料 盐3克，味精2克，醋8毫升，老抽15毫升，糖、油各适量。

做法

1. 扁豆清洗干净，撕去头尾；猪排骨清洗干净，剁成块。

2. 油锅烧热，入猪排骨翻炒至金黄色时，调入盐，再放扁豆，并烹入醋、老抽、糖，加适量水焖煮。

3. 至汤汁收浓时，加入味精调味，起锅装盘即可。

功效解读 这道菜富含蛋白质及多种氨基酸，常食能健脾胃、增进食欲。

维生素C—保护孕妇健康的『卫兵』

维生素C普遍存在于蔬菜、水果中，但容易因外在环境改变而遭到破坏，很容易流失。维生素C关系到毛细血管、肌肉和骨骼的形成。妊娠过程中孕妇血液中的维生素C含量是逐渐下降的，分娩时仅为孕早期的一半，维生素C严重摄入不足的孕妇容易致病。

🔍 功效解读

维生素C可以促进伤口愈合、增强机体抗病能力，对维护牙齿、骨骼、血管、肌肉的正常功能有重要作用。同时，维生素C还可以促进铁的吸收，改善贫血，提高免疫力，对抗应激等。

🔍 食物来源

☑ 樱桃　　　　☑ 番石榴
☑ 彩椒　　　　☑ 柿子
☑ 西蓝花　　　☑ 草莓
☑ 柠檬　　　　☑ 猕猴桃

🔍 建议摄取量

孕早期孕妇每日应摄入100毫克的维生素C，孕中期及孕晚期均应摄入130毫克，可耐受最高摄入量为每日1000毫克。

🔍 缺乏与过量的危害

孕妇严重缺乏维生素C，容易患坏血病，表现为乏力、食欲差、体重减轻、下肢肌肉或关节疼痛、牙龈肿胀等，还可引起胎膜早破、早产、新生儿体重低或新生儿死亡率增加等。

每日摄取维生素C超过1000毫克会导致腹泻，严重时甚至会引起基因缺损。短期内服用维生素C制剂过量，易多尿、下痢、皮肤发疹，新生儿可能还会产生骨骼方面的疾病。不过一般通过饮食补充维生素C不会出现过量问题，只有大量服用维生素C制剂才会出现过量情况。

🔍 怎样补充维生素C更科学：不宜用果汁机加工新鲜蔬果

维生素C在搅拌的过程中会被不断氧化或破坏，损耗较大。有人喜欢将很多新鲜果蔬混合在一起做沙拉吃，但注意不要将胡萝卜、黄瓜、苹果或香蕉等蔬果与其他蔬果放在一起吃。因为这些蔬果中含有维生素C分解酶，会破坏其他食物中的维生素C。另外注意，蔬果沙拉浸泡时间不宜过长，否则会导致维生素C流失到水里，不利于吸收。

柠檬是含有维生素C较多的水果。

增强体质的优选食疗方推荐

筒骨娃娃菜

主料 筒骨200克，娃娃菜250克，枸杞子少许。

配料 盐2克，醋、高汤、老姜各适量。

做法

1. 筒骨洗净砍成段，入开水锅中氽水，捞出沥水待用；娃娃菜洗净，一剖为四大瓣；枸杞子泡发洗净；老姜去皮，切成薄片。
2. 锅内倒入高汤烧沸，下筒骨、姜片，滴入几滴醋。
3. 煮香后放入娃娃菜煮熟，加盐调味后撒上枸杞子即可。

功效解读 这道菜清鲜爽淡，有增强抵抗力、益髓健骨、补气养血的功效。筒骨可为孕妇提供钙质，有益精补血的功效。

预防妊娠斑的优选食疗方推荐

酱烧春笋

主料 春笋500克。

配料 蚝油、甜面酱各10克，姜末、蒜末各5克，白糖、鸡精、香油、鲜汤、油、红甜椒丝各适量。

做法

1. 春笋削去老皮，洗净，切成长条，放入沸水中焯一会儿。
2. 锅中加油烧热，放入姜末、蒜末炝锅，再放入笋段翻炒。
3. 放入鲜汤，烧煮至汤汁快干时调入蚝油、甜面酱、白糖、鸡精、香油，炒匀即可出锅，撒红甜椒丝。

功效解读 酱烧春笋鲜香脆嫩，纤维素丰富，有润肠通便的功效。春笋富含植物蛋白及钙、磷、铁等人体必需的营养成分。

维生素D—人体骨骼的「建筑师」

维生素 D 是脂溶性维生素，也是孕妇不可缺少的一种重要维生素。它被称作"阳光维生素"，皮肤只要适度接受太阳光照射便不会缺乏维生素 D。由于孕妇晒太阳的机会不多，而胎儿对维生素 D 的需求量较多，因此孕妇食物中维生素 D 的供给量应增加。

🔍 功效解读

维生素 D 是钙、磷代谢的重要调节因子之一，可以提高机体对钙、磷的吸收，促进生长和骨骼钙化，健全牙齿，并可防止氨基酸通过肾脏损失。维生素 D 也被称为抗佝偻病维生素，是人体骨骼正常生长的必要营养素。

🔍 食物来源

- ☑ 海鱼
- ☑ 鸡肝
- ☑ 猪肝
- ☑ 坚果
- ☑ 鸡蛋
- ☑ 奶酪
- ☑ 瘦肉

🔍 建议摄取量

在不同的妊娠阶段，孕妇对维生素 D 的需求量不同。孕妇孕早期建议摄入量为每日 5 微克，孕中期和孕晚期建议为 10 微克。可耐受最高摄入量为每日 20 微克。

🔍 缺乏与过量的危害

孕妇缺乏维生素 D，可导致钙代谢紊乱，骨质软化，胎儿及新生儿的骨骼钙化障碍以及牙齿发育缺陷，并可引发细菌性阴道炎，从而导致早产。严重缺乏时，会使胎儿出生后发生先天性佝偻病。

若长期过量摄入维生素 D，人体钙含量增加，会导致高血钙和高尿钙，表现为异常口渴、恶心、呕吐或烦躁，会损害胎儿的神经系统和肾脏。

🔍 怎样补充维生素D更科学：补充维生素D要多晒太阳

孕妇除了通过食用富含维生素 D 的天然食物来补充，还可通过晒太阳的方式补充维生素 D。人体内的胆固醇经太阳中的紫外线照射后，会转化为维生素 D。因此，孕妇可以有意识地将手脚露出 30 厘米，在太阳下晒 20 分钟，至少每周两次有意识地晒太阳——注意不要在酷热的夏天晒太阳，预防中暑；其他季节晒太阳的时候，记得不要涂抹防晒霜。

孕妈妈要多晒晒太阳，防止缺钙。

板栗煨白菜

主料 白菜200克，生板栗50克。

配料 葱、姜、盐、鸡汤、水淀粉、料酒、味精、油各适量。

做法

1. 白菜清洗干净，切段，用开水煮透，捞出；葱清洗干净切段；姜清洗干净切片；板栗煮熟，剥去壳。

2. 锅上火，放油烧热，将葱段、姜片爆香，下白菜、板栗炒匀，加入鸡汤，煨入味后用水淀粉勾芡，加入料酒、味精、盐，炒匀即可出锅。

功效解读 板栗吃多了容易发生便秘，所以这道菜加了富含膳食纤维的白菜，既可以避免孕妇便秘，又可为胎儿补充发育所需的多种营养。

促进磷吸收的优选食疗方推荐

家常烧带鱼

主料 带鱼800克。

配料 盐5克，葱白10克，料酒15毫升，蒜20克，淀粉30克，香油少许，油、水淀粉各适量。

做法

1. 带鱼收拾干净，切块；葱白清洗干净，切段；蒜去皮洗净，切片备用。

2. 带鱼加盐、料酒腌制5分钟，再抹一些淀粉，下油锅中炸至金黄色。

3. 添入水，带鱼烧熟后，加入葱白、蒜片炒匀，以水淀粉勾芡，淋上香油即可。

功效解读 带鱼营养丰富，脂肪含量较少，味道鲜美，孕妇吃这道菜有滋补强壮、和中开胃及养肝补血的功效。

维生素 E 在体内可保护其他可被氧化的物质，接触空气或紫外线照射则可氧化变质。维生素 E 是一种很重要的血管扩张剂和抗凝血剂，在食油、水果、蔬菜及粮食中均存在。孕早期的孕妇适当服用一些维生素 E 具有保胎的作用。

功效解读

维生素 E 是一种很强的抗氧化剂，可以改善血液循环、修复组织，对延缓衰老、预防癌症及心脑血管疾病非常有益，它还有保护视力、提高人体免疫力、抗不孕等功效。另外，维生素 E 还能减少黑色素的生成，预防色斑、黄褐斑，美容护肤。

食物来源

☑ 芝麻　　　　☑ 花生
☑ 榛子　　　　☑ 鸡蛋
☑ 猕猴桃　　　☑ 油脂
☑ 山药　　　　☑ 牛奶

建议摄取量

维生素 E 对孕妇的主要作用是保胎、安胎、预防流产。建议孕妇每日摄入 14 毫克维生素 E。在孕早期，可适当增加摄入量，以食物补充即可，不必吃制剂。

缺乏与过量的危害

缺乏维生素 E 会造成孕妇流产或早产，或使胎儿出生后发生黄疸，还可导致孕妇及胎儿贫血，严重时可引发眼睛疾患、肺栓塞、中风或心脏病等。

维生素 E 有抗凝活性，每天服用量超过 300 毫克，会妨碍其他脂溶性维生素的吸收和功能发挥，免疫功能减退，并且会引起乳房肥大、头痛、头晕、眩晕、视力模糊、肌肉衰弱、唇炎、口角炎或荨麻疹，严重时会引起血栓性静脉炎或肺栓塞。

怎样补充维生素E更科学：摄取维生素E的有效方法

维生素 E 应该每天补充。维生素 E 在人体内储存时间比较短，每天所摄取的维生素 E 有 60% ~ 70% 会随着排泄物流失掉，所以建议每天补充天然维生素 E。另外注意，维生素 E 应避光保存，预防分解；某些药物对维生素 E 有抑制或破坏作用，如维生素 K、阿司匹林、洋地黄、新霉素、雌激素等，服用它们时先不要服用维生素 E。

孕妈妈要每天补充维生素 E。

芝麻花生仁拌菠菜

主料 菠菜400克，花生仁150克，白芝麻50克。

配料 醋、香油各15毫升，盐4克，鸡精2克，油适量。

做法

1. 将菠菜清洗干净，切段，焯水捞出装盘待用；花生仁清洗干净，入油锅炸熟；白芝麻炒香。

2. 将菠菜、花生仁、白芝麻搅拌均匀，再加入醋、香油、盐和鸡精等调味料充分搅拌入味。

功效解读 本品有补血养颜、防癌抗癌、通便滑肠的作用。菠菜中含有大量植物粗纤维，有润肠排便的作用，花生中含有丰富的卵磷脂，是孕妇补充营养的佳品。

山药鳝鱼汤

主料 鳝鱼2条，山药25克，枸杞子3克。

配料 盐5克，葱花、姜片各2克。

做法

1. 将鳝鱼收拾干净切段，汆水；山药去皮清洗干净，切片；枸杞子洗净备用。

2. 净锅上火，倒入适量水，调入盐、葱花、姜片，下入鳝鱼、山药、枸杞子煲至熟即可。

功效解读 鳝鱼的营养价值很高，可以预防因食物不消化引起的腹泻。同时，鳝鱼还具有补血益气、宣痹通络的保健功效。而山药是强肾补虚佳品，可益脾补肾、补中益气。

维生素K——『止血功臣』

维生素 K 是促进血液正常凝固及骨骼生长的重要维生素，是形成凝血酶原不可或缺的物质。它能够合成血液凝固所必需的凝血酶原，这对孕妇凝血障碍和新生儿出血有重要作用。在妊娠期最后的数周给孕妇服用维生素 K 可以预防凝血功能障碍。

功效解读

人体对维生素 K 的需求量非常少，但它对促进骨骼生长和血液正常凝固具有重要作用。它可以减少月经期大量出血，促进血液正常凝固，防治内出血及痔疮。维生素 K 还参与骨骼代谢，还可以预防骨质疏松，有助于预防孕妇和胎儿的钙缺乏。

食物来源

☑ 菠菜　　　　☑ 空心菜
☑ 木耳菜　　　☑ 香菜
☑ 牛奶　　　　☑ 瘦肉
☑ 海藻

建议摄取量

维生素 K 有助于钙质的新陈代谢，对肝脏中凝血物质的形成起着非常重要的作用。建议孕妇每日摄入 14 毫克维生素 K。

缺乏与过量的危害

孕妇缺乏维生素 K 会引起凝血障碍，发生出血症，而且还易导致流产、死胎，或引起胎儿出生后先天性失明，智力发育迟缓及出血疾病。有时还可能会导致孕妇贫血，新生儿吐血，肠、脐带及包皮部位出血等出血疾病。

人体对维生素 K 的需求量很少，摄入过量，可能会导致孕妇和新生儿溶血性贫血，有的新生儿还会出现高胆红素血症。

怎样补充维生素K更科学：不要滥用维生素K制剂

维生素 K 最好从食物中补充，一般不需要服用维生素 K 制剂。孕妇、哺乳期妇女一定要避免大量服用维生素 K 补充品。但孕妇若使用了抗生素，就要适当增加维生素 K 的摄入量，因为抗生素会减少肠内细菌数量，降低肠内细菌功能，需要维生素 K 来强化。若服用维生素 K 制剂之后有不良反应，要立即送医，以后再食补。绿叶蔬菜中维生素 K 含量最高。

绿叶蔬菜中维生素 K 含量非常高。

促进发育的优选食疗方推荐

黄瓜熘肉片

`主料` 黄瓜1根，猪肉200克，鸡蛋1个。

`配料` 水淀粉30克，葱丝、青蒜段、姜末、料酒、盐、味精、油各适量。

`做法`

1. 猪瘦肉洗净切片；黄瓜洗净切片。

2. 肉片用鸡蛋清、大半份水淀粉浆好，把剩余水淀粉、葱丝、青蒜、姜末、味精、盐、料酒调成芡汁。

3. 肉片放油锅中滑熟，捞出沥油；锅内留底油，放入肉片、黄瓜共同翻炒几下，放入芡汁，搅匀，出锅装盘即成。

`功效解读` 猪肉为人体提供蛋白质、脂肪等必需的热量；黄瓜所含植物纤维可促进肠蠕动，二者搭配有助于促进母婴健康，有利于胎儿发育。

促进凝血的优选食疗方推荐

上汤菠菜

`主料` 菠菜500克，咸蛋、皮蛋、鸡蛋各1个，三花淡奶50毫升。

`配料` 盐3克，蒜6粒。

`做法`

1. 菠菜清洗干净，入盐水中焯烫，装盘；咸蛋、皮蛋各切成丁状；蒜洗净。

2. 锅中放100毫升水，倒入咸蛋、皮蛋、蒜、盐煮开，再加三花淡奶煮沸，后下鸡蛋清煮匀即成美味的上汤。

3. 将上汤倒于菠菜上即可。

`功效解读` 本品是孕妇较佳的菜品选择之一。菠菜中含有丰富的维生素C、胡萝卜素及铁、钙、磷等矿物质，可帮助孕妇预防缺铁性贫血。

叶酸—预防缺陷儿的必备品

叶酸是一种水溶性 B 族维生素，因为最初是从菠菜叶子中分离提取出来的，故得名叶酸。叶酸最重要的功能是制造红细胞和白细胞，可预防治疗叶酸贫血症，因此又被称为"造血维生素"。叶酸还是合成核酸所需的辅酶，孕妇服用叶酸有助于预防胎儿畸形。

🔎 功效解读

叶酸是人体在利用糖分和氨基酸时的必要物质，是机体细胞生长和繁殖所必需的物质。叶酸可促进骨髓中幼细胞的成熟，还有杀死癌细胞的作用，是一种天然的抗癌维生素。此外，叶酸还能保护黏膜，抑制自由基破坏染色体，预防癌症。

🔎 食物来源

☑ 猪肝 　　　☑ 鸡腿菇
☑ 牛奶 　　　☑ 胡萝卜
☑ 莴笋 　　　☑ 红皮鸡蛋
☑ 油菜

🔎 建议摄取量

孕前 3 个月就应该开始补充叶酸了。建议孕妇平均每日摄入 0.4 毫克叶酸。

🔎 缺乏与过量的危害

叶酸不足，孕妇易发生胎盘早剥、妊娠高血压综合征、巨幼红细胞性贫血；可导致胎儿神经管畸形，还可使眼、口唇、腭、胃肠道、心血管、肾、骨骼等器官的畸形率增加，这样的胎儿出生后生长发育和智力发育都会受到影响。

当服用过多叶酸时，某些女性的身体却不能对过剩的叶酸做出调整，导致维生素 B_{12} 缺乏症，有些素食者容易发生这种疾病。因此，叶酸虽然是孕育胎儿必需的营养素，但也要适量服用。

🔎 怎样补充叶酸更科学：孕前3个月至整个孕早期孕妇都要补充叶酸

人体不能合成叶酸，必须从食物中摄取，然后再消化吸收。菜花、油菜、菠菜、番茄、口蘑、橙子等新鲜蔬果富含叶酸，孕妇除了多吃这些食物，还要吃专门的叶酸片，有助于防止新生儿体重过轻、早产或婴儿唇腭裂（兔唇）等先天性畸形等症。目前，市场上唯一被国家卫生部门批准的叶酸制剂是"斯利安"片，每片 400 微克，每天服用一片即可。

部分食物也可帮助孕妈妈补充叶酸。

什锦西蓝花

主料 胡萝卜30克，黄瓜50克，西蓝花200克，荷兰豆100克，黑木耳10克，百合50克。

配料 蒜蓉10克，盐4克，油适量。

做法

1. 黄瓜清洗干净，去皮切片；西蓝花洗净去根切朵；百合清洗干净，剥片；胡萝卜去皮切片；荷兰豆去筋洗净，切菱形段；黑木耳泡发切片。
2. 水烧沸，放入备好的材料焯烫、捞出。
3. 净锅入油烧至四成热，放进蒜蓉炒香，倒入焯过的材料翻炒，调入盐炒匀至香即可出锅。

功效解读 西蓝花有滋补之功，有助于提高孕妇的身体素质，预防先兆流产。

促进胎儿发育的优选食疗方推荐

牛奶红枣大米粥

主料 红枣20颗，大米100克，牛奶150毫升。

配料 红糖适量。

做法

1. 将大米、红枣一起清洗干净泡发。
2. 再将泡好的大米、红枣加入适量水煮开后改小火煮约30分钟，加牛奶煮开。
3. 待煮成粥后，加入红糖继续煮溶即可。

功效解读 牛奶营养丰富，容易消化吸收；红枣富含胡萝卜素、磷、钾、铁、叶酸、维生素A、维生素C、维生素E等营养成分，有提高人体免疫力、预防妊娠贫血的作用；大米可以改善肠胃功能。

DHA、EPA 和脑磷脂、卵磷脂等物质合在一起，被称为"脑黄金"。DHA 能优化胎儿大脑锥体细胞膜磷脂的构成，是人体大脑发育必需的不饱和脂肪酸之一，是细胞脂质结构中重要的组成成分，存在于许多组织器官中，特别是在神经、视网膜组织器官中含量丰富。

功效解读

"脑黄金"DHA 能预防早产，增加胎儿出生时的体重。服用"脑黄金"的孕妇妊娠期较长，比一般产妇的早产率下降 1%，胎儿出生时体重增加 100 克。"脑黄金"对大脑细胞，特别是神经传导系统的生长、发育起着重要作用。

食物来源

☑ 青斑　　　　☑ 银枪鱼
☑ 坚果　　　　☑ 东星斑
☑ 鸡蛋　　　　☑ 海参
☑ 海藻

建议摄取量

从胎儿期第 10 周开始至孩子 6 岁，是大脑及视网膜发育的黄金阶段，因此人体需要大量的 DHA。孕妇在一周之内至少要吃 1～2 次鱼，以吸收足够的 DHA。建议每日摄入不低于 300 毫克 DHA。

缺乏与过量的危害

如果孕妇体中缺少"脑黄金"，胎儿的脑细胞膜和视网膜中脑磷脂质就会不足，对胎儿大脑及视网膜的形成和发育极为不利，甚至会造成流产、早产、死胎或胎儿发育迟缓。

DHA 摄入过量会打破人体平衡，影响人体健康，可能会导致新生儿视力减弱、免疫力低下。新生儿奶粉中若 DHA 过量，还会加重婴儿消化系统的负担。

怎样补充DHA更科学：适当服用 α-亚麻酸

α-亚麻酸是构成人体必需的脂肪酸的重要成分，它主要存在于芝麻、花生、松子、核桃、腰果等坚果中，只能通过饮食来获得。它能在人体内合成 DHA 和 EPA，对于大脑细胞的分裂、增殖，神经传导、突触、树突的生长发育起着极为重要的作用，是大脑形成和智商开发的必需物质。同时对视觉、大脑活动、脂肪代谢、胎儿生长以及免疫功能都有极大的影响。孕妇适当服用 α-亚麻酸，有助于促进胎儿的大脑发育。

食用深海鱼有助于补充 DHA。

促进视网膜发育的优选食疗方推荐

西瓜炒鸡蛋

主料 西瓜100克,鸡蛋3个。

配料 盐3克,葱、生抽、香油、鸡精、油各适量。

做法

1. 葱清洗干净,切成碎末;鸡蛋打入碗中,加盐,用筷子沿顺时针方向搅拌均匀;西瓜用挖球器挖成小球。

2. 炒锅上火,下油烧至六成热,下鸡蛋炒散,炒至金黄色时,下入西瓜炒匀。

3. 再放入盐、鸡精、生抽、香油调味,撒上葱末,盛盘即可。

功效解读 这道菜营养丰富,几乎包含人体所需要的各种营养成分,含有大量的蔗糖、果糖、葡萄糖,丰富的维生素A、B族维生素、维生素C、维生素P、DHA,可开胃口、助消化、解渴生津、滋补身体。

健脑益智的优选食疗方推荐

紫菜蛋花汤

主料 紫菜250克,鸡蛋2个,姜5克,葱2克。

配料 盐、味精各3克。

做法

1. 将紫菜用清水泡发后,捞出清洗干净;葱清洗干净,切成葱花;姜去皮,洗净切末。

2. 锅上火,加入水煮沸后,下入紫菜。

3. 待紫菜再沸时,打入鸡蛋,至鸡蛋成形后,下入姜末、葱花,调入调味料即可食用。

功效解读 这道汤除了可以给孕妇滋补身体,还可以给产妇滋补身体,加快其身体恢复的速度。

钙——骨骼发育的「密码」

钙是人体中最丰富的矿物质，是骨骼和牙齿的主要组成物质。胎儿骨组织的生长和发育及孕妇的生理代谢，均需大量的钙。组织液等其他组织中也有一定的钙含量，虽然占人体含钙量不到1%，但对骨骼的代谢和生命体征的维持有着重要的作用。

🔍 功效解读

钙可有效降低孕妇子宫的收缩压、舒张压及预防子痫前症，保证大脑正常工作，对脑的异常兴奋进行抑制，使脑细胞避免有害刺激，维护骨骼和牙齿的健康，维持心脏、肾脏功能和血管健康，有效防治孕妇所患炎症和水肿。

🔍 食物来源

☑ 牛奶　　　　☑ 酸奶
☑ 奶酪　　　　☑ 泥鳅
☑ 河蚌　　　　☑ 虾
☑ 海带　　　　☑ 花生

🔍 建议摄取量

建议备孕妈妈或孕早期孕妇每日补充800毫克的钙，孕中期每月补充1000毫克，孕晚期每月补充1500毫克。每日可饮用200～300毫升牛奶或其他奶类，膳食不足的孕妇可补充钙制剂。

🔍 缺乏与过量的危害

孕妇钙缺乏，会对各种刺激变得敏感，情绪易激动，烦躁不安，易患骨质疏松症，进而导致软骨症，使骨盆变形，造成难产，而且对胎儿有一定的影响：如智力发育不良，新生儿体重过轻，颅骨钙化不好，还易患先天性佝偻病。

补钙过量，会产生厌食、恶心等反应。长期补钙过量，会造成高钙尿症、低血压，增加妊娠合并心脏病的概率。

🔍 怎样补钙更科学：让补钙变得常规起来

从孕4月开始，孕妇应坚持有规律地补充适量的钙质，从而有助于胎儿的正常发育。孕妇经常喝孕妇奶粉，有助于增加各种维生素以及矿物质。而且2杯按照标准冲调的孕妇奶粉的含钙量约为1000毫克，因此孕中期的孕妇每天应坚持喝2杯孕妇奶粉。孕妇还可以经常喝鲜牛奶，每天至少要喝250毫升的鲜牛奶。此外，孕妇也可以根据自己的身体状况同时喝孕妇奶粉和鲜牛奶。

以豆制品补钙总是被人们津津乐道。

章鱼海带汤

主料 章鱼150克，胡萝卜75克，海带片45克。

配料 盐少许，味精3克，高汤适量。

做法

1. 将章鱼收拾干净切块；胡萝卜去皮清洗干净切片；海带片清洗干净备用。

2. 净锅上火倒入高汤，大火烧开。

3. 高汤煮沸后，下入章鱼、海带片、胡萝卜片烧开，调入盐、味精，煲至熟即可食用。

功效解读 本品有健脾开胃、养阴生津的功效。其中，海带含有大量的矿物质，有助于增强机体功能；章鱼可抑制血液中的胆固醇含量，缓解疲劳，恢复视力，改善肝脏功能；胡萝卜入汤，具有促进机体生长、防止呼吸道感染及保护视力的作用。

酥香泥鳅

主料 泥鳅350克，生菜100克。

配料 盐3克，油、味精、酱油、料酒、大葱各少许。

做法

1. 泥鳅收拾干净切片；生菜清洗干净，铺在盘底；大葱清洗干净切段。

2. 油锅烧热，放入大葱炒香，捞出葱留葱油，下泥鳅煎至变色后捞出。

3. 原锅调入酱油、料酒，再放入泥鳅回锅，加盐、味精烧至收汁即可装盘。

功效解读 这道菜营养丰富，有暖中益气之功效。泥鳅富含多种维生素及钙、磷、铁、锌等营养素，孕妇食之可强身补血。

第三章 孕妇所需的二十种营养素

铁——远离缺铁性贫血

铁元素在人体内含量很少，主要和血液有关系，负责氧的运输和储存。它三分之二在血红蛋白中，是构成血红蛋白和肌红蛋白的元素。铁又是人体合成红细胞的主要材料之一。孕妇在激素的作用下能增加对铁的吸收率。因此，要通过饮食来适当补充体内所需的铁。

🔍 功效解读

铁参与机体内部氧的输送和组织呼吸。孕妇体内的铁营养状况直接影响胎儿的发育和生长。孕妇血红蛋白、血清铁及血铁蛋白水平与新生儿血中此三种物质的含量正相关，新生儿身长与产妇血清铁和血红蛋白含量亦成正相关联系。

🔍 食物来源

☑ 鸡蛋　　　☑ 海带
☑ 紫菜　　　☑ 黑木耳
☑ 猪肝　　　☑ 桂圆
☑ 猪血　　　☑ 新鲜蔬果

🔍 建议摄取量

从妊娠的第 16 周起，孕妇体内对铁的需求开始增加，到孕 6 ～ 9 月铁的需求达到高峰。孕早期孕妇每天应至少摄入 15 ～ 20 毫克铁，孕中期每日应至少摄入 18 毫克铁，孕晚期每天应摄入 20 ～ 30 毫克铁。

🔍 缺乏与过量的危害

铁缺乏会影响细胞免疫力和机体系统功能，降低机体的抵抗力，使感染率增加。孕期缺铁性贫血，会导致孕妇出现心慌气短、头晕、乏力，也会导致胎儿宫内缺氧，生长发育迟缓，出生后出现智力发育障碍。

人体摄入铁过量，多余的铁难以排泄出去，就以铁蛋白的形式储存起来，加重心脏负担，容易导致妊娠期心脏病。

🔍 怎样补铁更科学：既要食补，又要药补

孕妇所需的铁可以从两方面来获取，一是食物，二是药物。在食物中，肉类含有丰富的血红素铁，植物中含有非血红素铁，对孕妇来说，这两类铁的需求量都很大。从孕初期开始，按照每千克的体重补充 1 毫克铁的原则，每周服用一次铁剂，一直坚持到产后哺乳期。为了增加人体对铁的吸收，孕妇在补铁的时候可适当服用一些维生素 C，这样可以帮助人体吸收。

动物血中含铁量较高。

胡萝卜炒猪肝

主料 猪肝250克，胡萝卜150克。

配料 水淀粉20克，盐2克，味精1克，葱末、姜末、料酒、油各适量。

做法

1. 胡萝卜、猪肝均洗净切薄片，猪肝片加盐、味精、水淀粉拌匀。

2. 浆好的猪肝片焯一下，沥水。

3. 锅内加油烧热，葱、姜末爆香，加胡萝卜略炒，倒入猪肝，加料酒、盐、味精快速翻炒至熟。

功效解读 本品采用猪肝和胡萝卜一同做菜，使营养互补，更加全面，有抗贫血、保护视力的食疗作用。猪肝不仅鲜嫩可口，还是最理想的补血佳品之一。

第三章 孕妇所需的二十种营养素

紫菜寿司

主料 米饭60克，紫菜皮1张，肉松15克，素火腿条、黄瓜各30克，嫩姜2块。

配料 白醋1汤匙，代糖1克。

做法

1. 将准备好的材料洗净，黄瓜、嫩姜分别切条。

2. 米饭加入调味料拌匀。

3. 紫菜皮放在竹卷帘上，把饭平铺于紫菜的三分之一面上，依序放入素火腿条、肉松、黄瓜、嫩姜，卷起竹帘，待寿司固定后，取出切片。

功效解读 本品热量低、脂肪低，是健康、营养的食品之一。搭配了肉松，既营养又方便，再加上素火腿条、黄瓜、嫩姜，口感更好的同时，营养也更均衡。

锌——「生命之花」

锌是人体必需的微量元素，被科学家称为"生命之素"，它对人体的许多正常生理功能的完成起着极为重要的作用。锌是一些酶的组成要素，参与人体多种酶的活动，参与核酸和蛋白质的合成，能提高人体免疫功能。

功效解读

锌可增强子宫有关酶的活性，促进子宫肌收缩，把胎儿娩出宫腔。锌在核酸、蛋白质的生物合成中起着重要作用。锌还参与碳水化合物和维生素A的代谢过程，还能维持胰腺、性腺、脑下垂体、消化系统和皮肤的正常功能。

食物来源

- ☑ 牡蛎
- ☑ 动物内脏
- ☑ 海产品
- ☑ 瘦肉
- ☑ 鱼类
- ☑ 鸡蛋
- ☑ 豆制品
- ☑ 花生

建议摄取量

建议孕妇每日摄入11～16毫克的锌。

缺乏与过量的危害

孕妇缺锌会使自身的免疫力降低，容易生病，且会造成味觉和嗅觉异常，食欲减退，消化和吸收不良。同时，可造成胎儿生长发育迟缓，影响胎儿大脑的发育，使其体重减轻，甚至导致先天畸形。

锌补充过量会出现锌中毒，表现为呕吐、头痛、腹泻、抽搐、贫血、血脂代谢紊乱及免疫功能下降，严重时会损伤神经元，致使胎儿神经管畸形。人体若长期处于高锌状态，还会抑制对铁和铜的吸收，引起缺铁性贫血，损伤脑功能，不利于胎儿的智力发育。

怎样补锌更科学：膳食营养多样化

多样化的膳食才能够保证锌的摄入量，使胎儿营养全面。如孕妇出现缺锌症状，那除了补锌，还要保证营养均衡。一般，富含锌的食物有牡蛎、肉、肝、蛋类、蟹、花生、核桃、杏仁、麦类、鱼类（尤其是鲱鱼）、胡萝卜等。孕妇的膳食中可增添这些食物的摄入量。动物性食物中的锌更易被人体吸收，所以，孕妇的膳食结构要有所侧重，应多吃一些动物性食物。

孕妈妈可适量吃些动物性食物。

促进胎儿发育的优选食疗方推荐

豆腐蒸三文鱼

主料 老豆腐400克，三文鱼300克。

配料 葱丝、姜丝各5克，盐3克。

做法

1. 豆腐洗净横面平剖为二，平摆在盘中；三文鱼收拾干净，斜切成约1厘米厚的片状，依序排列在豆腐上。
2. 葱丝、姜丝铺在鱼上，均匀撒上盐。
3. 蒸锅中加2碗水煮开后，将盘子移入，以大火蒸3~5分钟即可。

功效解读 三文鱼含有多种维生素和矿物质。另外，三文鱼含有不饱和脂肪，能有效预防慢性传染病、糖尿病及某些癌症，减少积聚在血管内的脂肪。常吃三文鱼，对脑部发育十分有益，对孕妇和胎儿的健康很有好处。

促进分娩的优选食疗方推荐

润肺鱼片汤

主料 草鱼肉200克，水发百合10克，干无花果4颗，马蹄（罐装）5个。

配料 盐5克，香油3毫升，枸杞子、葱花各少许。

做法

1. 将草鱼肉清洗干净切片；水发百合清洗干净；干无花果浸泡清洗干净；马蹄稍洗切片备用。
2. 净锅上火倒入水，调入盐，下入草鱼肉、水发百合、干无花果、马蹄、枸杞子煲至熟，淋入香油、撒葱花即可。

功效解读 百合配以有凉血解毒、清热止渴、利尿通便功效的马蹄及有美容驻颜、促进食欲的无花果煲草鱼片为汤，鲜爽可口，有滋阴润燥、开胃健食之效。

碘是人体必需的微量元素，是甲状腺激素合成的重要原料。碘主要通过甲状腺素而对人体起作用，甲状腺素是人体正常生长、大脑智力发育及生理代谢不可缺少的激素，所以碘又被称为"智力元素"。如果人体内含碘量不足，将直接限制甲状腺素的分泌。

🔍 功效解读

碘的作用是能量代谢，促进胎儿机体增长、体重增加、肌肉增长和性发育，促进神经细胞的增殖、迁移、分化和细胞的髓鞘化。同时，碘还可以通过合成甲状腺素来调节机体生理代谢，从而促进生长发育，维护中枢神经系统的正常结构。

🔍 食物来源

☑ 裙带菜 ☑ 豆制品
☑ 海带 ☑ 鹌鹑蛋
☑ 紫菜 ☑ 鸡蛋
☑ 虾皮

🔍 建议摄取量

人体的碘 80%～90% 来源于食物，通过盐和海产品就能得到补充。建议孕妇每日摄入 16.5 克碘。

🔍 缺乏与过量的危害

碘缺乏可使甲状腺分泌的甲状腺素减少，降低机体能量代谢，导致异位性甲状腺肿。孕妇缺碘可引起胎儿早产、死胎、甲状腺发育不全，并可影响胎儿中枢神经系统的发育，引起先天畸形、甲状腺肿大、克汀病、脑功能减退等。

长期碘过量，会导致隐性甲状腺自身免疫疾病转变为显性疾病，发生甲状腺肿大，使人出现体重减轻、肌肉无力等人体代谢紊乱症状，增加甲减和亚甲减的患病概率，不利于人体健康。

🔍 怎样补碘更科学：重视食用碘盐的作用

调查显示，很多孕妇都存在着碘缺乏和锌缺乏的问题，尤其是碘。日常人们补碘主要通过饮水、粮食、蔬菜，如果某个地区的水质中碘含量少，长期生活在当地的人们就会出现碘摄入不足的情况，通过食物获得碘也就比较有限。食用碘盐是碘摄入的稳固来源，因为盐是人们生活的必需品，人们在一日三餐中都可补碘，既方便，又可预防碘缺乏。

海产品制成菜肴可补充碘。

促进生长发育的优选食疗方推荐

蔬菜海鲜汤

主料 虾、鱼肉、西蓝花各30克。

配料 盐、鸡精各适量。

做法

1. 虾收拾干净；鱼肉收拾干净切块；西蓝花清洗干净，切块。

2. 将适量清水放入瓦煲内，煮沸后放入虾、鱼肉、西蓝花，大火煲沸后，改用小火煲30分钟。

3. 加盐、鸡精调味，即可食用。

功效解读 虾肉中钙的含量为各种动植物食品之冠，特别适合孕妇食用，虾还含有微量碘。将虾与富含营养的鱼肉、西蓝花一起煲出的汤，富含孕妇所需的蛋白质、维生素、钙、铁、锌等多种营养素，有强固骨骼、牙齿的作用。

促进智力发育的优选食疗方推荐

鸭子炖黄豆

主料 鸭半只，黄豆200克。

配料 姜5克，上汤750毫升，盐、味精各3克。

做法

1. 鸭洗净斩块；黄豆洗净；姜洗净切片。

2. 鸭块与黄豆一起入锅中过沸水，捞出。

3. 上汤倒入锅中，放入鸭块、黄豆和姜片，炖1小时后调入盐、味精即可。

功效解读 黄豆的蛋白质含量丰富，有助于降低血浆胆固醇水平。黄豆脂肪中含有50%以上人体必需的脂肪酸，可提供优质食用油。将黄豆与有滋阴清热、活血利水的鸭同煲成汤，很适合孕妇在胃口不佳时食用。

铜—造血助手

铜是人体饮食结构中必不可少的组成部分，它在人的很多生理过程中起着重要的作用，尤其是在人的快速生长和发育时期。胎儿是通过母体的胎盘来吸收铜的，铜是胎儿生长和发育所必需的，在胎儿出生前的3个月更为重要。所以，孕妇要补充足够的铜。

功效解读

铜是人体不可缺少的微量营养素，是体内多种重要酶系的成分，能够促进铁的吸收和利用，预防贫血；能够维持中枢神经系统的功能，促进大脑发育。而且对血液、头发、皮肤和骨骼组织以及肝、心等内脏的发育和功能发挥有重要作用。

食物来源

☑ 口蘑　　　☑ 芝麻酱
☑ 海米　　　☑ 青豆
☑ 榛子　　　☑ 黑米
☑ 葵花子　　☑ 花生

建议摄取量

孕妇要保证均衡营养，每日应摄入2毫克的铜。

缺乏与过量的危害

孕妇缺铜可影响胚胎的正常分化及胎儿的发育，导致胎儿先天性畸形，表现为胎儿的大脑萎缩、大脑皮层变薄、心血管异常、大脑血管弯曲扩张、血管壁及弹力层变薄，并可导致孕妇羊膜变薄而发生胎膜早破、流产、死胎、低体重儿或胎儿发育不良等各种异常现象。

铜摄入过量会导致铜中毒。一次性摄入过量的铜会出现胃肠道中毒症状，如口内有金属味、上腹痛、恶心呕吐或腹泻。慢性铜中毒会表现出慢性肝病的症状，还可能影响神经系统。一般只通过饮食摄取铜不会造成铜中毒。

怎样补铜更科学：补铜要多吃黑米和青豆

黑米中所含蛋白质比大米多，锰、锌、铜等矿物质含量比大米高出1～3倍，更含有大米中所缺乏的维生素C、叶绿素、花青素、胡萝卜素及强心苷等特殊成分，因此黑米比普通大米更具营养。青豆富含B族维生素、铜、锌、镁、钾、膳食纤维、杂多糖类。青豆不含胆固醇，可预防心血管疾病，并减少癌症发生的概率。每天吃两盘青豆，可降低血液中的胆固醇，有助于预防妊娠合并心脏病。

黑米中矿物质含量非常丰富。

口蘑鹌鹑蛋

主料 鹌鹑蛋10个，口蘑100克，油菜200克。

配料 盐3克，醋少许，生抽10毫升，水淀粉10克，高汤、油各适量。

做法

1. 煎锅烧热，将鹌鹑蛋煎成荷包蛋备用；口蘑泡发，洗净；油菜洗净，烫熟装盘备用。
2. 锅内注油烧热，下口蘑翻炒至熟后，捞出摆在油菜上，再摆上鹌鹑蛋。
3. 锅中加少许高汤烧沸，加入盐、醋、生抽调味，用水淀粉勾芡，淋于盘中。

功效解读 这道菜具有促进胎儿发育的功效。鹌鹑蛋不仅能促进胎儿发育，还有健脑的作用。口蘑中铜含量丰富，有助于促进铁的吸收。

麻酱莴笋

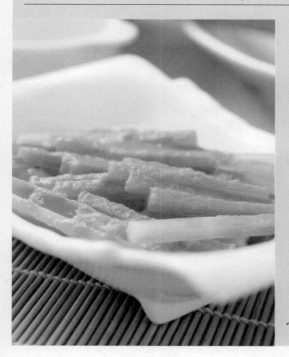

主料 莴笋300克，芝麻酱30克。

配料 白糖、盐各3克，鸡精1克。

做法

1. 将莴笋去皮洗净，切成条，用沸水氽烫一下，捞出来沥干水分。
2. 将芝麻酱放入碗中，加适量温水，再加入盐、白糖、鸡精调匀。
3. 将调好的芝麻酱淋在莴笋上，拌匀即可。

功效解读 莴笋富含多种营养素，对人的基础代谢、大脑和体格发育都有促进作用。孕妈妈多食此菜有利于胎儿的大脑和骨骼发育。

硒为人体必需的微量元素，是一种比较稀有的准金属元素，被称为"抗癌之王"。目前，天然食品中硒含量很少，硒产品大多为含有有机硒的各种制品。硒可以降低孕妇的血压，消除水肿，改善血管不良症状，防治妊娠高血压病。因此，孕妇要摄入足量的硒。

功效解读

硒能清除体内自由基，排出体内毒素，抗氧化，有效抑制过氧化脂质的产生，防止血凝块，清除胆固醇，增强人体的免疫功能。同时，还有促进糖分代谢、降血糖、提高视力、防止白内障、预防心脑血管疾病、护肝、防癌等作用。

食物来源

☑鱼　　　　☑瘦肉
☑龙虾　　　☑谷物
☑奶制品　　☑甲壳类水产品
☑动物内脏

建议摄取量

人体对硒的需求量很少，孕妇每日只需摄入 50 ～ 200 微克的硒。

缺乏与过量的危害

硒具有抗氧化作用，可以阻断身体的过氧化反应，从而起到抵抗辐射的作用，孕妇缺硒可引发克山病，诱发肝坏死和心血管疾病，还容易发生早产。严重缺硒时，还可发生先兆子痫，导致胎儿畸形。

补硒不能过量（人体中血硒的含量不高于 0.1 毫克 / 千克），否则会导致脱发、脱指甲、皮肤黄染、口臭、疲劳，严重者会导致呼吸困难、胃胀气、高热、虚脱并因呼吸衰竭而死亡。孕妇通过食物补硒就足够了，一般不需要服用纳米硒等补硒品。

怎样补硒更科学：补硒具有一定的地域性

一般来讲，肝、肾、海产品以及肉类为硒的良好来源，谷类含硒量随产地土壤的含量而异，蔬菜和水果一般含量较少。但食物的含硒量随地理化学条件的不同而异，不同地区的土壤和水的含硒量差异较大，因而食物的含硒量也有很大差异。所以在补硒的时候，要先了解本地自然环境中硒含量的多少，从而安排合适的膳食结构，硒的摄取量可在标准摄取量上下稍微浮动。

海鲜中含有丰富的硒。

排出毒素的优选食疗方推荐

牡蛎豆腐羹

主料 牡蛎肉150克，豆腐100克，鸡蛋80克，韭菜50克。

配料 食用油、盐、香葱段、香油、高汤各适量。

做法

1. 牡蛎肉清洗干净泥沙；豆腐洗净，均匀切成细丝；韭菜清洗干净切末；鸡蛋打入碗中备用。

2. 香葱入油锅炒香，倒入高汤，下入牡蛎肉、豆腐丝，调入盐煲至入味，再下入韭菜末、鸡蛋，淋入香油即可。

功效解读 牡蛎肉肥爽滑，营养丰富，含有丰富的蛋白质、脂肪、钙、磷、铁等营养成分，素有"海底牛奶"之美称。

预防水肿的优选食疗方推荐

木瓜炒墨鱼片

主料 墨鱼300克，木瓜150克，芦笋、莴笋各适量。

配料 盐4克，味精2克，油适量。

做法

1. 墨鱼收拾干净，切片；木瓜去皮洗净，切块；芦笋清洗干净，切段；莴笋清洗干净，去皮，切块备用。

2. 墨鱼汆水后捞出，沥干；油锅烧热，放墨鱼、盐炒匀，再加木瓜、芦笋、莴笋，翻炒，再加入味精，炒匀即可。

功效解读 这道菜色香味俱全，可激发食欲，还具有补气强身、滋补肝肾、养血滋阴的作用。此菜还有止血、催乳等功效，所以特别适合产妇食用。

第三章 孕妇所需的二十种营养素

第四章

产妇饮食调养全攻略

分娩后，妇女就进入了为期一个月的产褥期，也就是俗称的"坐月子"。在这段时间里，产妇既要尽快恢复自身的各项生理功能，又要留出足够的精力来照顾婴儿，还要担负起哺乳的重任。因此，产妇必须增强营养以拥有一个健康的体魄，在照顾好婴儿的同时，尽快恢复自身体质。

产后一周，产妇的身体非常虚弱，肠胃消化功能较弱，胃口不好，也很容易产生肠胃胀气、腹泻。所以，产后一周的饮食既要营养，又要易消化吸收。

重点营养任务：饮食以开胃、清淡为主，不要一味地进补。

产妇身体状况

☑疲乏无力　　☑面色苍白

☑易出虚汗　　☑食欲不振

☑饥不思食　　☑食而无味

饮食调养原则

开胃是产后一周饮食的关键，只有调养好胃口才能更好地吸收营养，所以饮食要清淡开胃易吸收，不要给产妇吃过于油腻的食物，否则会让产妇更没胃口，还会加重肠胃的负担。

饮食要容易消化，有助于下奶，应以半流质、软饭为宜，可选用稀粥、汤面、馄饨、牛奶、豆浆这些蛋白质丰富的食物。

产妇的饮食要尽量平衡，多元化地摄取人体所需的营养。最好是荤素搭配、粗细混合以帮助产妇更好地吸收营养。产妇除了三顿主食之外，可以加餐 2 ~ 3 次。

护理提示

分娩后，产妇的生理和心理都会发生很大的变化。家人应让产妇获取足够的休息时间，放松心情。要给产妇创造一个清洁舒适的环境，保证产妇的休息，及时通风换气。丈夫要重视夫妻之间情感的交流，在语言上和行动上给予其温暖和体贴，并鼓励妻子展示母爱。家人要帮助产妇和婴儿更换、清洗衣服，预防母婴感染。

专家这样讲

预防产妇产后抑郁

分娩之后，产妇体内的雌激素、黄酮体等激素较孕期迅速减少，影响脑部的高级活动。此时，家人若照顾不周的话，产妇易发生产后抑郁。

☺ 产后 1 ~ 7 天的食材推荐

白萝卜	鱼肉	橙子	香蕉
牛奶	猕猴桃	小米	番茄

山药鱼头汤

主料 鲢鱼头400克，山药80克，枸杞子10克。

配料 盐2克，鸡精3克，香菜、葱花、姜末各5克，食用油适量。

做法

1. 鲢鱼头冲洗干净剁成块；山药洗净去皮切块；枸杞子洗净；香菜洗净，切段。
2. 葱花、姜末入油锅爆香，下入鱼头略煎后加水，下入山药、枸杞子，调入盐、鸡精煲至熟，撒入香菜。

功效解读 这道汤含有丰富的蛋白质、脂肪、钙、铁、锌等营养成分，有助于产妇康复，并能促进婴儿大脑及身体的发育。

虾米白萝卜丝

主料 虾米50克，白萝卜350克。

配料 生姜1块，红椒片适量，盐5克。

做法

1. 虾米泡涨；白萝卜、生姜洗净切丝。
2. 白萝卜丝焯水后沥干。
3. 姜丝爆香，下白萝卜丝、红椒片、虾米，放入调味料，炒匀出锅装盘即可。

功效解读 补充钙质，促进骨骼、牙齿发育。

小米红枣粥

主料 小米100克，红枣20颗。

配料 蜂蜜20克。

做法

1. 红枣清洗干净，去核，切成碎末。
2. 小米入清水中清洗干净。
3. 将小米加水煮开，加入红枣末熬煮成粥，关火后晾至温热，调入蜂蜜即可。

功效解读 开胃养胃，滋阴养血。

本周产妇能像常人一样进食了，婴儿的生活也要步入正轨，吃奶量大增。所以产后 8 ~ 14 天，产妇要多吃具有催乳作用的食物。同时，产妇处于恶露排出的高峰期，饮食要侧重于补气养血。

重点营养任务：加紧催奶，多吃有催乳作用的食物。

🔍 产妇身体状况

☑恶露变黄　　☑可能会头晕
☑尿痛、大腿痛　☑大量出汗
☑小便困难　　☑乳汁分泌趋于正常

🔍 饮食调养原则

进行母乳喂养的产妇每天大概需要 12970 千焦的热量，而不哺乳的产妇每天需要的热量就要少 2092 ~ 2929 千焦。为了能够摄入充足的热量，米饭、米粥、鸡蛋、牛肉、猪肉、面包等要进行合理的搭配，这样才能保障产妇摄入充足的热量。

母乳中 80% 的成分都是水，如果产妇缺乏水和蛋白质，就不能分泌足够的母乳来喂养婴儿，所以产妇一定要多喝水。此外，水果也能补充水分，并且其中的膳食纤维还可以预防产妇便秘。

🔍 护理提示

产妇容易出汗，会频繁地更换衣物，再加上婴儿的衣服，这些衣物需要当天清洗，脏的衣物不要放在卧室，否则容易滋生细菌，产妇的身体虚弱，很容易感染。此外，产妇初次照顾婴儿可能会手忙脚乱，丈夫除了要帮助产妇照顾婴儿之外，还要多关心、鼓励产妇，不要埋怨产妇，否则会影响其乳汁的分泌和乳汁的质量。

专家这样讲

注意卫生，预防产褥感染

民间认为，产妇在产褥期不能沾凉水、不能开窗、不能洗澡、不能洗脸，这些说法是没有科学根据的。产妇应保持个人卫生，坚持每天洗脸、刷牙、洗脚，定期洗头。尤其要注意会阴部的清洁，要保证早晚各清洗一次。

☺ 产后8~14天的食材推荐

| 花生 | 猪蹄 | 木瓜 | 虾 |
| 黄豆 | 赤小豆 | 芝麻 | 鸡蛋 |

黄花菜香菜鱼汤

主料 水发黄花菜30克，鱼肉100克，香菜20克。

配料 盐适量。

做法

1. 香菜清洗干净，切碎；黄花菜清洗干净，切段备用。
2. 鱼肉清洗干净后切成片。
3. 黄花菜加水煮滚后，再放入鱼片煮5分钟，最后加香菜、盐调味即成。

功效解读 黄花菜有很高的营养价值，是孕产妇必吃的食品。黄花菜更含有丰富的膳食纤维，能促进排泄，可防治肠道疾病，促进肠道健康。

虾米茭白粉条汤

主料 茭白150克，水发虾米30克，水发粉条20克，番茄1个。

配料 食用油20毫升，盐4克。

做法

1. 茭白洗净切块；水发虾米洗净；水发粉条清洗干净，切段；番茄洗净切块。
2. 水发虾米、茭白、番茄入油锅煸炒数下，倒入水，调入盐，下粉条煲熟。

功效解读 本品可补虚、利尿、补血。

枣蒜烧鲇鱼

主料 鲇鱼500克，红枣、大蒜各100克。

配料 盐3克，酱油、料酒、醋、白糖、高汤、油各适量。

做法

1. 红枣洗净；鲇鱼处理干净后用盐、料酒腌制5分钟。
2. 鲇鱼入油锅稍煎，注入高汤。
3. 放蒜、红枣，加盐、酱油、醋、白糖焖熟。

功效解读 本品有补中益气、养血安神之效。

本周以后，产妇花在婴儿身上的时间增多。为了保持体力，产妇要多吃具有补气血作用的食物，促进机体康复。产妇仍然要多吃具有催乳作用的食物，将精力放在提高乳汁的质量上，多吃健脑食物。

重点营养任务：多吃具有补气血和健脑益智作用的食物。

产妇身体状况

☑伤口基本愈合　☑身体逐渐恢复
☑会阴部肿胀　☑恶露变成奶油状
☑精力不足　☑气血不足

饮食调养原则

充足优质的蛋白质才能保障产妇的乳汁分泌充沛，保证婴儿的健康成长。在鸡、鸭、鱼、瘦肉、动物肝、鸡蛋、牛奶、羊肉、牛肉等中都含有丰富的蛋白质。在夏天用鲜嫩的鸡鸭炖汤最能刺激产妇的胃口。而且，鸡蛋和牛奶中的蛋白质氨基酸的比例与人体的最接近，容易被吸收，因而产妇要多吃牛奶冲鸡蛋。

适当吃脂肪类食物。有的产妇为了使自己的体形快速恢复，所以很少吃一些热量充足、脂肪含量高的食物，但是她们不知道，脂肪是婴儿大脑发育的重要物质。如果产妇摄入的脂肪含量不足，就会损伤婴儿的智力。并且，产妇还应该知道，只要吃得合理，并进行适当的运动，即使摄入脂肪也不会发胖。

护理提示

家人要为产妇提供一个静养环境，空间不需要很大，但是一定要安静、整洁、舒适、光线好、空气新鲜。产妇静养期间，不适合太多的亲友前去探望。

专家这样讲

怎样处理产后恶露

在对恶露进行处理之前，产妇需要清洁双手，用消毒纸由阴道向肛门擦拭消毒。消毒纸和药棉都可以在医院进行配置。如果会阴部位有伤口，在擦拭的时候要尽量避免触碰到伤口部位。另外还要经常更换卫生巾和内衣内裤。

☺ 产后15～21天的食材推荐

| 红枣 | 黑木耳 | 黄豆 | 核桃 |
| 芝麻 | 松子 | 鱼 | 虾 |

三黑白糖粥

主料 黑芝麻5克，黑豆、黑米各80克。

配料 白糖3克。

做法

1. 将黑米、黑豆洗净，泡发；黑芝麻洗净备用。
2. 锅中加适量清水，放入黑米、黑豆、黑芝麻以大火煮至开花。
3. 再转小火将粥煮至浓稠状，然后调入白糖拌匀即可。

功效解读 黑豆可补肝肾、强筋骨、暖肠胃、明目活血；黑米可滋阴补肾；黑芝麻富含蛋白质、钙、卵磷脂等成分。三者同食，有补血美容、健脑益智的作用。

清汤黄鱼

主料 黄鱼1条。

配料 盐3克，葱段、姜片各2克。

做法

1. 将黄鱼宰杀处理干净，备用。
2. 净锅上火倒入水，放入葱段、姜片，再下入黄鱼煲至熟，调入盐即可。

功效解读 黄鱼肉质鲜嫩，营养丰富，是优质食用鱼种，它还含有丰富的蛋白质、微量元素和维生素。

荷兰豆炒墨鱼

主料 百合、荷兰豆各100克，墨鱼150克。

配料 味精、鸡精各3克，白糖5克，蒜片、姜片、葱白各15克，水淀粉10克，食用油10毫升，盐2克。

做法

1. 所有食材处理好、洗净。姜、蒜、葱炒香，加入百合、荷兰豆、墨鱼片一起翻炒。
2. 加入调料炒匀，再用水淀粉勾芡即可。

功效解读 本品有通乳、补血益气的功效。

本周是产妇恢复的关键时期，如果产妇基本复原，以后整个产褥期的饮食调养就要遵循滋补元气、膳食营养丰富、荤素合理搭配的原则了。

重点营养任务：健脾胃，多吃营养易恢复体力的食物。

产妇身体状况

☑ 子宫基本复原　　☑ 生理功能恢复

☑ 恶露消失　　　　☑ 恶露变成白带

☑ 腹部收缩　　　　☑ 性器官基本恢复

饮食调养原则

要保证产妇的营养均衡，就要充分地摄入高蛋白、水分、脂肪、矿物质和维生素等营养成分。适当的粗粮可以预防产妇便秘，适当的动物内脏和肉类可以补充铁和蛋白质等来促进婴儿的健康成长。

蔬菜和水果可以促进产妇的食欲，帮助消化和吸收，同时还能补充维生素和膳食纤维。可以多食用番茄、黄瓜、油菜、白菜、茄子、胡萝卜、冬瓜、口蘑、海带、香蕉、桃子、柑橘、西瓜、梨等。

钙、铁、锌、碘和维生素是产妇必需的营养元素。据调查，很多产妇都存在缺碘和缺锌的状况，缺碘会使婴儿患上甲状腺类疾病，而缺锌很容易使婴儿厌食，生长发育滞后。所以，要引起足够的重视。

护理提示

在产妇静养的时期，每天要保证开窗通风 1 小时，让室内能够有新鲜的空气流通，这样有助于消除产妇疲劳，给产妇和婴儿提供充足的氧气。但产妇不宜长期卧床，否则不利于身体的恢复和恶露的排出。

专家这样讲

产后恶露何时干净

产后 3～7 天，恶露颜色鲜红，带有小血块，量很大。一周后变为浆液性恶露，出血量减少，颜色变淡。2～4 周后，变成白色恶露，量越来越少，色越来越淡。整个恶露会持续 4～6 周的时间，如果超时或异常，要及时就医。

☺ 产后22～28天的食材推荐

芝麻	牛奶	山药	胡萝卜
猪肚	银耳	黄豆	草鱼

平菇烧腐竹

主料 干腐竹200克，平菇150克，青豆、胡萝卜丁各20克。

配料 料酒5毫升，水淀粉5克，清汤200毫升，姜末1克，盐3克，食用油50毫升。

做法

1. 干腐竹泡软，煮熟，切成寸段；青豆泡软煮熟；平菇择洗干净，切成片。
2. 起锅放油，入姜末炒香，放胡萝卜丁煸炒，烹料酒、清汤、盐调好味，下入腐竹、青豆、平菇煨入味后，淋水淀粉，盛盘。

功效解读 本品清淡味鲜，有调补脾胃的作用。

花菇炒莴笋

主料 莴笋2根，花菇、胡萝卜各20克。

配料 盐、清汤、水淀粉、油各适量。

做法

1. 莴笋、胡萝卜均去皮清洗干净，切成滚刀块；花菇清洗干净。
2. 莴笋、花菇、胡萝卜入油锅煸炒。
3. 锅中加清汤、盐煮沸，用水淀粉勾芡即可。

功效解读 本品可以调节人体新陈代谢，帮助肠胃消化。

鸡骨草猪肚汤

主料 猪肚250克，鸡骨草100克，枸杞子10克。

配料 盐、高汤各适量。

做法

1. 将猪肚清洗干净，切条。
2. 将鸡骨草、枸杞子清洗干净，备用。
3. 净锅上火倒入高汤，调入盐，下入猪肚、鸡骨草、枸杞子，煲至熟即可。

功效解读 这道汤可滋阴养血、润燥滑肠，适合产后血虚津亏，症见大便燥结的产妇食用。

产
后
催
乳
调
养
方

母乳是营养素最完整、食用最安全、最自然、最方便的婴儿食物，含有婴儿成长所需要的全部营养和抗体，是婴儿正常生长发育的物质基础。乳汁不足，或者乳汁质量不高，不但会影响婴儿的健康，还容易使产妇产生压力，易产生焦虑情绪，反过来更不利于乳汁的分泌。掌握正确的催乳方法可一举解决问题。

催乳方法

饮食催乳 多吃具有催乳作用的食物，如猪蹄、鲫鱼、花生、木瓜、虾、蛤、黄豆、赤小豆、豆腐、核桃、燕麦、芝麻，多喝催乳粥汤或饮品。

按摩催乳 手上擦上爽身粉，一手固定乳房，另一只手由乳房根部向乳头螺旋式按摩；双手放在乳房两边，慢慢地由根部向乳头按摩1～2分钟。

起居催乳 可以利用增加哺乳次数的方法来刺激乳房分泌乳汁。尽量保持心态平和、心情愉快，并且养成规律的生活习惯，注意休息，保证充足的睡眠。

产后催乳注意事项：

要常用干净毛巾蘸温水，从乳头中心往乳晕方向环形擦拭，每侧各10分钟。

要采用正确的哺乳姿势：让婴儿含住乳头和大部分乳晕。若感到疼痛，说明姿势不对。

要采取正确的哺乳方式。

专家这样说

怎样判断母乳是否充足

根据乳房的满胀情况来判断：乳房就像快要被撑破一般，有乳汁不断地从乳头溢出；或乳头挺立、乳尖有触电感。满足任一情况就说明乳汁充足，反之则为不足。

根据婴儿的体重增长来判断：如果婴儿在一周之后，体重增加150克，在满月之后体重增加500～1000克，就说明母乳充足，反之则说明母乳不足。

根据喂奶的状况来判断：哺乳时能听见婴儿的吞咽声，哺乳之后可以看到婴儿很满足，表情快乐，眼睛很亮，反应灵敏，入睡安静。在平均每3个小时哺乳一次时能看到以上情况，说明乳汁充足。反之，则说明乳汁不足。

根据婴儿的排便情况来判断：如果母乳充足，婴儿每天一般会换6次以上的尿布，每天会有2～4次的大便。反之，婴儿的排尿和排便次数会大大减少。

黄豆猪蹄汤

主料 猪蹄1只，黄豆60克，黄花菜30克。

配料 油、盐、鸡精各适量。

做法

1. 先将猪蹄洗净，剁成块。
2. 锅内加入适量清水，将猪蹄放入锅内加水煮沸，转小火煮。猪蹄煮到八成熟的时候，将洗净的黄豆和黄花菜放入锅中同煮至烂。最后，加入适当的油、盐、鸡精等调味品即可。

功效解读 本品能够滋阴补血、活血通乳，有助于促进产妇的乳汁分泌。

牛奶炖花生

主料 枸杞子20克，水发银耳50克，花生100克，牛奶1 000毫升。

配料 冰糖、红枣各适量。

做法

1. 银耳、花生、枸杞子、红枣洗净。
2. 砂锅上火加适量水，加入银耳、花生，煮至花生八成熟时，倒入牛奶，加枸杞子、冰糖、红枣同煮至花生熟烂即可。

功效解读 花生有活血通乳、健脾开胃的功用。本品可以促进产妇的乳汁分泌。

冬瓜鲫鱼汤

主料 鲫鱼500克，冬瓜100克，葱1棵。

配料 香菜少许，姜5克，盐少许。

做法

1. 认真清洗鲫鱼并剖腹收拾好，将葱姜改刀、冬瓜切小片。
2. 鱼下冷水锅烧开，加葱姜，改小火慢炖。
3. 当汤汁颜色呈奶白色时下入冬瓜，并加盐调味，稍煮，盛出撒上香菜即可。

功效解读 鲫鱼汤是通乳汁的传统食疗方，其中的蛋白质是促进乳汁分泌的必备营养元素。

产妇生产会消耗很大的体力，气血亏损严重，身体比较虚弱，加上妊娠期间子宫对五脏六腑的挤压以及生产时造成的撕裂伤等，会严重损害女人的健康。产妇若不注意及时调养恢复，很容易患上难以医治的"月子病"。所以在产褥期，产妇要有意识地调养身体，并通过运动等辅助方式，促进体形恢复和身体康复。

产后恢复方法

饮食恢复 产妇要多吃具有补血、补气及滋养五脏作用的食物，如红枣、桂圆、发菜、金针菇、花生，多吃高蛋白和高纤维素的食物，如各种肉类及新鲜蔬果。

自我按摩 自我按摩从产后的第2天就可以开始了。产妇可以躺在床上，在肚脐下方约3寸的地方，用拇指从腹部的两侧中下方沿顺时针方向进行按摩。

运动锻炼 运动锻炼的项目比较多，除了常规锻炼，还有骨盆肌肉锻炼、腹部锻炼、上肢锻炼、下肢锻炼、腰背锻炼、臀部锻炼等，每种锻炼针对部位不同，产妇可根据需要选择。

产后恢复注意事项

女人的关节在哺乳期有可能会松弛，所以应该尽量避免会给关节和腹部增加压力的运动，例如跑步、跳跃、爬楼梯、打网球等。

体质虚弱、贫血、有感染症状、血压升高、头晕的孕妇不宜进行产后锻炼。

练习瑜伽有助于帮助产妇恢复。

专家这样说

产后保健操

身体健康的产妇在产后24小时之后就可以下床活动，做产妇保健操。

呼吸运动： 仰卧，两臂直放于身旁，先深吸气，腹壁下陷，然后呼气。做4个8拍，目的是运动腹部、活动内脏。

抬腿运动： 两臂直放于身旁，双腿轮流上举和双腿并举，与身体保持直角。做4个8拍，目的是加强腹直肌、大腿肌肉力量。

缩肛运动： 仰卧，两臂直放于身旁，交替着做肛门的收缩与放松运动。做4个8拍，目的是锻炼盆底肌肉。

腰背运动： 仰卧，髋和腿略放松，分开稍屈，尽力抬高臀部以及背部，使之离开床面。做4个8拍，目的是增强腰和臀的肌肉力量。

草菇圣女果

主料 草菇100克，圣女果50克，鸡汤适量。

配料 盐5克，水淀粉3克，香葱8克，油适量。

做法

1. 草菇、圣女果清洗干净，切成两半；草菇用沸水焯至变色后捞出。
2. 锅置火上，加油，待油烧至七八成热时，倒入香葱煸炒出香味，放入草菇、圣女果，加入鸡汤，待熟后放少许盐，用水淀粉勾芡，拌匀即可出锅。

功效解读 本品可促进创面愈合，提高机体免疫力。

韭菜腰花

主料 韭菜段、猪腰各150克，核桃仁20克，红甜椒丝30克，鲜汤适量。

配料 盐、水淀粉、油各适量。

做法

1. 猪腰洗净切好后汆烫去血水，捞出控干。
2. 盐、水淀粉和鲜汤搅成芡汁备用。油锅烧热，加入红甜椒爆香，再依次加入腰花、韭菜、核桃仁翻炒，快出锅时调入芡汁即可。

功效解读 缓解产后腰痛，帮助产后恢复。

凉拌玉米瓜仁

主料 玉米粒100克，南瓜子仁50克，枸杞子10克。

配料 香油、盐各适量。

做法

1. 玉米粒洗净沥水；南瓜子仁、枸杞子洗净。
2. 将玉米粒、南瓜子仁、枸杞子一起放入沸水中焯熟，捞出沥干，加入香油、盐、拌匀。

功效解读 本品可滋养、通乳、开胃，同时还能预防产后水肿。

主食是人体所需能量的主要来源，作为传统餐桌上的主要食物，产妇自然每天都要吃主食，但由于产妇体质特殊，除了要调养自己的身体，还要为婴儿提供高质量的乳汁。所以，产妇的主食要坚持"营养丰富、均衡，粗细搭配得当，摄取优质蛋白"的原则。

苹果胡萝卜牛奶粥

材料 苹果、胡萝卜各25克，牛奶100毫升，大米100克，白糖5克，葱花少许。

做法

1. 胡萝卜、苹果清洗干净，切小块；大米淘洗干净。
2. 锅置火上加适量水，放入大米煮至八成熟；加胡萝卜、苹果煮至粥将成，倒入牛奶稍煮，加白糖调匀，撒葱花即可。

功效解读 本品可提高产妇乳汁的质量。

豆豉鲫鱼粥

材料 豆豉20克，鲫鱼500克，大米95克，盐、葱花、姜丝、料酒、香油各适量。

做法

1. 大米、鲫鱼洗净，鲫鱼去骨后切片，用料酒腌制。
2. 大米入锅煮至五成熟，放入鱼肉、豆豉、姜丝煮至米粒开花，加盐、香油调匀，撒上葱花。

功效解读 本品有散寒解表、健脾暖胃、通脉下乳之功效。

牛肉煎包

材料 面粉500克，牛肉350克，粉条100克，葱1棵，姜20克，酱油10毫升，盐3克，鸡蛋3个，油适量。

做法

1. 面粉加入鸡蛋和水制成包子皮；牛肉、粉条、葱、姜剁碎，放在一起搅拌均匀，加入酱油、盐等调料拌馅，包入包子皮。
2. 锅中倒入少量的油，放入牛肉煎包煎至金黄色即可。

功效解读 养心和胃，润肤美容。

菠菜玉米枸杞粥

材料 枸杞子20克，玉米粒、菠菜各50克，大米80克，盐3克。

枸杞子	玉米	菠菜

做法

1. 大米泡发洗净；枸杞子、玉米粒洗净；菠菜择去根，洗净，切成碎末。
2. 锅置火上，注入清水后放入大米、玉米、枸杞子用大火煮至米粒开花。
3. 再放入菠菜，用小火煮至粥成，调入盐拌匀即可。

功效解读 本品具有滋阴养血、降压、润燥的功效。

豆腐脑

材料 黄豆200克，盐、内酯各3克，虾皮8克，酱油、香油各5毫升。

黄豆	虾皮

做法

1. 将黄豆磨成浓豆浆，盛在容器中凉至70~80℃。
2. 用少量水将内酯稀释后倒入豆浆内（500克豆浆加入内酯1.25~1.3克），搅拌均匀，10分钟后就成豆腐脑了。
3. 根据个人口味放入酱油、盐和虾皮，淋入香油食用，也可放入糖做成甜豆腐脑。

功效解读 补虚润燥，清热化痰。

小米南瓜饼

材料 小米粉100克，小麦粉、糯米粉各50克，南瓜150克，油适量。

小米粉	南瓜

做法

1. 南瓜先洗净去皮，然后切成小块，再放到锅中蒸熟，取出备用。
2. 将蒸熟的南瓜捣成泥，加入小米粉、小麦粉、糯米粉搅拌均匀，然后反复揉至无折痕，和成面团。
3. 将面团切作小块，压成圆饼。锅中放少量的油，把小米南瓜饼煎至金黄色即可。

功效解读 降糖养血，滋阴益胃。

红薯燕麦粥

材料 燕麦片150克，牛奶300毫升，红薯、南瓜各50克，花生仁30克。

燕麦片	牛奶	红薯

做法

1. 将南瓜、红薯入锅蒸熟，取出去皮，搅拌成泥备用。
2. 把花生仁放入温水浸泡30分钟左右，捞出并沥干水分。
3. 锅中倒入少量清水，放入花生仁和燕麦片，煮沸后，加入红薯泥、南瓜泥，换小火继续煮至黏稠。将熟时加入牛奶进行调味即可。

功效解读 润肠通便，补虚健脾。

汤羹多需要长时间的熬制。食物经过长时间的高温烹煮，滋补效果更佳。再加之汤羹为流质食物，更容易被消化吸收，有助于人体对各营养素的吸收。所以对产妇来说，汤羹是滋补身体、促进乳汁分泌必不可少的优质食物，产褥期最好每天不间断地喝汤羹。

芋头排骨汤

材料 猪排骨350克，芋头300克，白菜100克，枸杞子30克，葱花20克，料酒、老抽各6毫升，盐3克，油适量。

猪排骨　芋头

做法

1. 猪排骨汆烫后捞出；芋头、白菜洗净切片。
2. 猪排骨放入油锅中煎炒至黄色，加入料酒、老抽炒匀后，加沸水，撒入枸杞子，炖1小时，加入芋头、白菜煮熟。
3. 加入盐调味，撒上葱花。

功效解读 本品能增强产妇的食欲。

香菇黄豆芽猪尾汤

材料 猪尾220克，水发香菇100克，胡萝卜35克，黄豆芽30克，盐3克。

猪尾　香菇　黄豆芽

做法

1. 将猪尾斩段汆水；水发香菇洗净、切片；胡萝卜去皮洗净，切块；黄豆芽洗净备用。
2. 净锅上火倒入水，调入盐，下入猪尾、水发香菇、胡萝卜、黄豆芽煲熟即可。

功效解读 本品有补血养颜的作用。

银鱼枸杞苦瓜汤

材料 银鱼150克，苦瓜125克，枸杞子10克，红枣5颗，高汤适量，盐少许，葱末、姜末各3克。

银鱼　苦瓜　枸杞子

做法

1. 将银鱼洗净；苦瓜洗净去籽切圈；枸杞子、红枣清洗干净，备用。
2. 汤锅上火倒入高汤，调入盐、葱末、姜末，下入银鱼、苦瓜、枸杞子、红枣，煲至熟即可。

功效解读 本品可补充优质蛋白。

胡萝卜玉米排骨汤

材料 玉米250克，胡萝卜、猪排骨各100克，盐3克，花生50克，枸杞子15克。

玉米	胡萝卜	猪排骨

做法

1. 将玉米洗净；胡萝卜洗净切块；猪排骨洗净斩块；花生、枸杞子清洗干净备用。
2. 猪排骨放入碗中，撒上盐，腌制片刻。
3. 玉米、胡萝卜焯水；猪排骨汆水。
4. 砂锅放适量水，烧沸腾后倒入全部材料（盐除外），煮沸后转小火煲2小时，加盐调味。

功效解读 本品有助于产妇补血补钙，也有助于预防婴儿钙缺乏。

良姜鸽子煲

材料 鸽子1只，枸杞子20克，高良姜50克，盐少许。

鸽子	枸杞子	高良姜

做法

1. 鸽子处理干净，斩块汆水；高良姜清洗干净；枸杞子泡开备用。
2. 炒锅上火倒入水，下入鸽子、高良姜、枸杞子，调入盐小火煲至熟即可。

功效解读 这是一道很滋补的汤，有滋阴润燥、补气养血的功效。本品含丰富蛋白质，可改善皮肤细胞活力，增强皮肤弹性，改善血液循环，使面色红润。

王不留行鲈鱼汤

材料 鲈鱼400克，王不留行100克，盐、油各适量，香菜段2克。

鲈鱼	王不留行

做法

1. 将鲈鱼处理干净备用；王不留行清洗干净，沥干备用。
2. 炒锅上火倒油烧热，下入鲈鱼、王不留行煸炒2分钟，倒入水，煲至汤呈白色，调入盐，撒入香菜段即可。

功效解读 这道汤适用于头晕目眩、耳鸣、腰酸或下肢水肿的产妇。此汤既能补身，又不会造成营养过剩，是健身补血、健脾益气的佳品。

赤小豆杜仲鸡汤

材料 赤小豆200克，杜仲15克，鸡腿1只，枸杞子10克，盐5克。

赤小豆	杜仲	枸杞子

做法

1. 将鸡腿剁块，放入沸水中汆烫，捞起冲净。
2. 将赤小豆洗净提前泡发，和鸡肉、杜仲、枸杞子一起放入煲内，加水盖过材料，以大火煮开，转小火慢炖。
3. 炖约40分钟后，加盐调味即成。

功效解读 这道汤一般人都可食用，尤其适合产妇滋补身体用。

产妇急需补充营养以满足自身和婴儿的双重需求，产褥期菜肴的丰富与否直接关系着母婴的健康。所以，产褥期的菜，要尽可能地符合营养丰富、易于消化吸收的特点。这样一方面可以保障母乳的质量，另一方面也可以促进母体的恢复。

百合乌鸡枸杞煲

材料 乌鸡300克，水发百合20克，枸杞子10克，盐3克。

乌鸡　　百合　　枸杞子

做法

1. 将乌鸡处理干净、斩块、汆水；水发百合清洗干净；枸杞子清洗干净备用。
2. 净锅上火倒入水，调入盐，下入乌鸡、水发百合、枸杞子煲至熟即可。

功效解读 本品可补气、补血、补铁、行气、润肺，有良好的营养滋补之功效。

金针菇鸡丝汤

材料 鸡胸肉200克，金针菇150克，黄瓜20克，高汤适量，盐4克。

鸡胸肉　　金针菇　　黄瓜

做法

1. 将鸡胸肉清洗干净切丝；金针菇清洗干净切段；黄瓜清洗干净切丝备用。
2. 汤锅上火倒入高汤，调入盐，下入鸡胸肉、金针菇煮至熟，撒入黄瓜丝即可。

功效解读 本品可温中益气、补虚填精、健脾胃，能提高产妇乳汁的营养含量。

平菇虾皮鸡丝汤

材料 鸡胸肉200克，平菇45克，虾皮5克，高汤适量，盐少许。

鸡胸肉　　平菇　　虾皮

做法

1. 将鸡胸肉清洗干净、切丝、汆水；平菇清洗干净撕成条；虾皮洗净稍泡备用。
2. 净锅上火倒入高汤，下入鸡丝、平菇、虾皮烧开，调入盐煮至熟即可。

功效解读 本品可祛湿消肿、凉血利咽。

木瓜炖雪蛤

材料 木瓜1个，雪蛤150克，西蓝花100克，盐3克。

木瓜	雪蛤	西蓝花

做法

1. 在木瓜的1/3处切开，挖去籽，洗净。
2. 西蓝花清洗干净后，切成小朵，放入沸水中焯水后捞出摆盘。
3. 将雪蛤装入木瓜内，加盐，上火蒸30分钟至熟盛盘即可食用。

功效解读 本品可以舒筋活血、止呕祛痰、健胃消食、滋脾益肺，非常适合产后体虚的产妇食用。

花生猪蹄汤

材料 猪蹄1只，花生米30克，盐适量。

猪蹄	花生

做法

1. 猪蹄清洗干净，剁块，氽水；花生米用温水浸泡30分钟备用。
2. 净锅上火倒入水，调入盐，下入猪蹄、花生米煲80分钟即可。

功效解读 猪蹄中含有丰富的胶原蛋白，能补血通乳。花生含有人体所必需的8种氨基酸，对女性有催乳、增乳的作用。此汤还能润滑肌肤，预防皮肤干燥、皱纹、衰老。

木瓜炖银耳

材料 木瓜1个，银耳、瘦肉、鸡爪各100克，盐3克，糖2克。

木瓜	银耳

做法

1. 将木瓜清洗干净，去皮切块；银耳泡发；瘦肉洗净，切块；鸡爪去趾甲清洗干净。
2. 炖盅中放水，将木瓜、银耳、瘦肉、鸡爪一起放入炖盅，炖制1～2小时。
3. 炖盅中调入盐、糖拌匀，即可食用。

功效解读 此道滋养汤具有滋润皮肤、保持皮肤柔嫩、延缓衰老的作用。

玉米须鲫鱼煲

材料 鲫鱼450克，玉米须50克，莲子肉5克，食用油30毫升，盐、葱段、姜片各适量。

鲫鱼	玉米须	莲子

做法

1. 将鲫鱼处理干净；玉米须清洗干净；莲子肉清洗干净备用。
2. 锅上火倒入食用油，将葱、姜炝香，下入鲫鱼略煎，倒入水，调入盐，加入玉米须、莲子肉煲至熟即可。

功效解读 本品含有丰富的蛋白质，能促进子宫收缩、清除恶露、催乳通乳。

与主食、汤羹、菜肴等相比，饮品对产妇恢复身体的作用相对要小一些，但饮品多由新鲜蔬果加工而成，维生素含量丰富，且含有动物性食物所不具备的纤维、果胶，有的饮品还加入了蜂蜜、牛奶、酸奶等营养价值较高的食物，因此饮品对调理产妇身体也有不可取代的作用。

产妇宜喝的最佳饮品推荐

甜瓜酸奶汁

主料 甜瓜100克，酸奶1瓶（约250毫升）。

配料 蜂蜜1汤匙。

做法

1. 甜瓜清洗干净，去皮，切成块，放入榨汁机中榨成汁。
2. 将果汁倒入搅拌机中，加入酸奶、蜂蜜，搅打均匀即可。

功效解读 这款饮品奶香十足，酸甜可口。酸奶除提供人体必要的能量外，还能促进食欲，有助于调动机体的积极因素，增强体质。

苹果青提汁

主料 苹果、青提各150克。

配料 柠檬汁适量。

做法

1. 将苹果清洗干净，去皮、核，切块；将青提清洗干净，去核。
2. 将苹果和青提一起放入榨汁机中，榨出果汁。在榨好的果汁中加入柠檬汁，搅拌均匀即可。

功效解读 本品细纤维含量高，有助于促进产妇的食欲。

芒果橘子汁

主料 芒果、橘子各1个。

配料 蜂蜜适量。

做法

1. 将芒果洗净，去皮，切成小块备用。
2. 将橘子去皮，去子，撕成瓣。
3. 将芒果、橘子放入榨汁机中榨汁，加入蜂蜜搅拌均匀即可。

功效解读 橘子含有大量人体必需的矿物质，与芒果榨汁，有益胃、生津及止眩晕等功效，有助于促进产妇产后恢复。

樱桃番茄柳橙汁

主料 樱桃300克，番茄、柳橙各1个。

做法

1. 将柳橙清洗干净，对切，榨汁。
2. 将樱桃、番茄清洗干净，切小块，放入榨汁机榨汁，用滤网去残渣。
3. 将柳橙汁和樱桃番茄汁一起混合，搅拌均匀。

功效解读 这款饮品有补血、强身的作用，可使产妇变得健康又美丽。其中的樱桃含铁量高，可辅助治疗产妇气血亏损。

第四章 产妇饮食调养全攻略

顺产产妇、剖宫产产妇的饮食方案

产后饮食方案制订得合理与否直接关系着产妇身体的康复情况。顺产分娩创伤较小，只要在产褥期家人护理得当，产妇保持营养均衡，注意休息，保持情绪愉悦，并坚持做产后恢复运动，一般出月子之后，产妇身体的各项功能基本已恢复。剖宫产产妇身体比较特殊，需另行对待。

🔍 顺产产妇饮食要丰富

顺产对脏腑器官伤害不大，产妇当天就可以立即进食，为婴儿哺乳。所以，顺产的产妇只要在自己的肠胃承受能力之内进食营养丰富、有助于催乳的食物即可。

🔍 顺产产妇的饮食原则

➡ **清淡为主，保证能量** 产妇摄入的能量不足会影响到乳汁的分泌，所以要补充能量。但是太油腻的食物会影响产妇的胃口，增加肠胃负担，且不易被吸收，所以饮食要尽量清淡。

➡ **多吃流质、半流质食物** 产妇的肠道功能弱化，而这些食物便于产妇的消化和吸收，不会给肠胃带来太重的负担。

➡ **荤素搭配，粗细均衡** 不能挑食、偏食，每天既要补充动物性食物，又要吃植物类食物，还要适当进食粗粮，保证摄入足量的水果，确保机体摄取各种营养素。

产后饮食要荤素均衡，营养全面。

优选食谱推荐

银耳红枣粥

> **主料** 银耳80克，红枣8克。

> **配料** 冰糖8克。

> **做法**

1. 银耳先用温水泡发，再用清水洗净，稍切；红枣用温水洗净，去核。
2. 将红枣、银耳及适量清水一起放入锅中熬成粥，粥熟后加入冰糖调匀即可食用。

彩椒炒猪肝

> **主料** 彩椒200克，猪肝300克。

> **配料** 盐、酱油、葱、姜、淀粉、油各适量。

> **做法**

1. 彩椒洗净切块；葱、姜洗净切碎；猪肝焯去血水，捞出后切片加入调料及淀粉腌制。
2. 油锅烧热，放入猪肝翻炒至变色盛出。油锅继续加热，放入彩椒翻炒至水将收干时，放入盐、猪肝炒匀。

🔍 剖宫产产妇饮食要讲究

剖宫产的产妇的肚子上有一个8～10厘米的缝合切口。剖宫产的产妇很容易发生并发症，因此，需要依靠医生和产妇两方面的配合来共同预防并发症的产生，其中产妇的自我调养很重要，饮食也因此更讲究。

🔍 剖宫产产妇的饮食原则

➡ **多吃蔬菜和水果**　蔬菜和水果可以为产妇提供丰富的维生素和矿物质。除此之外，它们还含有丰富的膳食纤维，可促进消化，预防产后便秘。

➡ **主食多样化**　主食不应该局限于米饭和面条，应该适当地吃一些粗粮，例如小米、玉米粉、糙米、标准粉等，它们中维生素的含量要比精米精面多很多。

➡ **多补充蛋白质**　这时候产妇需要的蛋白质更多，尤其是动物蛋白。所以，要多吃鸡、鱼、瘦肉、动物肝等食物，但是每天的蛋白质摄入量要控制在95克，不可过量。

🔍 剖宫产产妇排气期不能饮水

剖宫产产妇在术后6小时之内不能进食进水。如果手术后6小时没有出现排气现象，可以适当喝白开水或者进食粥、鱼汤、猪蹄汤等汤类食物，

但是在没有排气之前不要随便进食主食，也不要食巧克力、红糖水、甜果汁及牛奶等甜食。排气之后就可以随意进食。

剖宫产后，多吃新鲜蔬果。

优选食谱推荐

四物汤炖鸡

主料　鸡1只，当归、川芎、白芍、熟地各10克。

配料　料酒、盐、鸡精、葱、姜各适量。

做法

1. 鸡处理干净；葱择洗干净、切碎；姜洗净切片；当归、川芎、白芍、熟地稍洗，放进纱布袋，扎紧口。
2. 将鸡、纱布袋及葱、姜、料酒放入砂锅中，加水小火炖2小时，直至鸡肉熟透，加入盐、鸡精调味即可。

十全大补汤

主料　鸡1只，花生、红枣各适量，人参、肉桂、川芎、地黄、茯苓、白术、甘草、黄芪、川当归、白芍各等份。

配料　盐、鸡精、姜各适量。

做法

1. 鸡洗净剁块；姜洗净切片；将所有药材放入纱布包，扎紧口。
2. 砂锅加水烧开，放入鸡块、纱布袋、花生、红枣、姜片，转小火炖至鸡肉熟烂，加入盐、鸡精调味。

适合产妇的二十六种食物

黄花菜

健胃通乳
补血利尿

- **热量**
833千焦/100克

- **性味**
性微寒，味甘

- **主打营养素**
卵磷脂、维生素、矿物质

- **归经**
归心、肝经

适用量： 每日食用20克左右（干品）为宜。

> 黄花菜富含的卵磷脂对增强大脑功能有重要作用。黄花菜还含多种维生素，其中胡萝卜素的含量最为丰富，对婴儿发育很有好处。

🔍 食疗功效

黄花菜具有清热解毒、止血、止渴生津、利尿通乳、解酒毒的功效，对口干舌燥、吐血、大便带血、小便不利、便秘等有食疗作用。适宜情志不畅、神经衰弱、健忘失眠者食用。

据现代科学分析，黄花菜含有大量营养物质，其中蛋白质、糖类、钙、铁和维生素 B_1 的含量在蔬菜中名列前茅，尤其是维生素 A 的含量比胡萝卜还多 2 倍，有利水消肿、消炎解毒、止痛的作用。

🔍 产褥期营养

黄花菜有健脑益智的作用，是一道很好的催乳蔬菜。同时，如果产妇容易发生腹部疼痛、小便不利、面色苍白、睡眠不安，多吃黄花菜有助于消除这些症状。

特别提示 新鲜黄花菜有毒，不能食用。选购黄花菜以洁净、鲜嫩、未开花、干燥、无杂物的为佳。

产褥期优选食疗方推荐

上汤黄花菜

主料 黄花菜300克，胡萝卜丝适量。

配料 盐、鸡精各3克，上汤适量。

做法

1. 将黄花菜清洗干净，沥水。
2. 锅置火上，烧沸上汤，下入黄花菜、胡萝卜丝，加盐、鸡精，装盘即可。

功效解读 黄花菜含有丰富的卵磷脂，对增强和改善大脑功能有重要作用，对注意力不集中、记忆力减退等症状有特殊的疗效，故人们称之为"健脑菜"，这对婴儿的大脑发育十分重要，产妇可多吃。

莴笋

利水利尿
养心通乳

- ● **热量**
  59千焦/100克

- ● **性味**
  性凉，味甘、苦

- ● **主打营养素**
  钾、钙、磷、铁

- ● **归经**
  归胃、膀胱经

适用量： 每次食用约60克为宜。

莴笋中的钾有利于体内的水电解质平衡，可促进排尿和乳汁的分泌。莴笋中矿物质钙、磷、铁含量较多，能助长骨骼、坚固牙齿，还能预防婴儿佝偻病。

食疗功效

莴笋有促进利尿、降低血压、预防心律不齐、防治便秘的作用。

选购保存

选购莴笋的时候应选择茎粗大、肉质细嫩、多汁新鲜、无枯叶、无空心、中下部稍粗或呈棒状、叶片不弯曲、无黄叶、不发蔫、不苦涩的。保存莴笋时可将莴笋放入盛有凉水的器皿内，使水淹至莴笋主干1/3处。

特别提示 眼疾患者不宜食用。

☺ 这样搭配最健康

莴笋+香菇= 利尿通便，预防便秘、痔疮

产褥期优选食疗方推荐

莴笋猪蹄汤

主料 猪蹄、莴笋各200克，胡萝卜1根。

配料 盐、姜片、葱花、高汤各适量。

做法

1. 猪蹄斩块，洗净，汆水；莴笋去皮，清洗干净，切块；胡萝卜洗净，切块备用。

2. 锅上火倒入高汤，放入猪蹄、莴笋、胡萝卜、姜片，调入盐，煲50分钟。

3. 待汤好肉熟后，撒上葱花即可。

功效解读 莴笋猪蹄汤含钾量较高，有利于促进排尿和乳汁的分泌。猪蹄富含多种营养，也是通乳的佳品。所以，这道汤是产妇催乳以及滋补的佳品，乳少的产妇可以多喝此汤。

茭白

清热解毒
催乳祛湿

● **热量**
96千焦/100克

● **性味**
性寒，味甘

● **主打营养素**
钾、碳水化合物、蛋白质

● **归经**
归肝、脾、肺经

适用量： 每日食用100克左右为宜。

茭白含有的碳水化合物、蛋白质等，能补充产妇所需的营养物质，具有健壮身体的作用。茭白还富含钾，可促进乳汁的分泌，尤适合乳汁缺乏的产妇。

🔍 食疗功效

茭白既能利水消肿、退黄疸，又可辅助治疗四肢水肿、小便不利以及黄疸型肝炎等症，茭白还有清热解暑、除烦止渴、补虚健体等功效。

🔍 产褥期营养

烹饪茭白的时候应先入沸水锅中焯烫，以免其所含的草酸在肠道内与钙结合成难溶的草酸钙，干扰人体对钙的吸收。患肾脏疾病、尿路结石或尿中草酸盐类结晶较多的患者不宜食用。

特别提示 以根部以上部分显著膨大者为佳。

营养成分（每100克含量）

营养素	含量	营养素	含量
蛋白质	1.20克	脂肪	0.20克
碳水化合物	4克	膳食纤维	1.90克
维生素A	5微克	维生素B_1	0.02毫克
维生素B_2	0.03毫克	维生素C	5毫克
维生素E	0.99毫克	钙	4毫克
硒	0.45微克	铁	0.40毫克
锌	0.33毫克		

产褥期优选食疗方推荐

番茄炒茭白

主料 茭白500克，番茄100克。

配料 盐3克，料酒、白糖、水淀粉、油各适量。

做法

1. 将茭白清洗干净后，用刀面拍松，切块；番茄清洗干净，切块。

2. 锅加油烧热，下茭白炸至外层稍收缩、色呈浅黄色时捞出。

3. 锅内留油，倒入番茄、茭白、清水、料酒、盐、白糖焖烧至汤较少时，用水淀粉勾芡。

功效解读 本品有利尿、止渴、通乳的作用。

荷兰豆

和中下气
利便解毒

- **热量**
113千焦/100克

- **性味**
性寒，味甘

- **主打营养素**
膳食纤维、蛋白质、氨基酸、钙

- **归经**
归脾、胃、大肠、小肠经

适用量： 每次食用50克左右为宜。

> 荷兰豆富含膳食纤维，对产后乳汁不下有一定的食疗作用。荷兰豆中富含蛋白质和多种氨基酸，对脾胃有益，有助于产妇增强体力。

食疗功效

荷兰豆有调和脾胃、利肠、利水的功效，还可以使皮肤柔润光滑，并能抑制黑色素的形成，有美容的功效，对产妇恢复身体有较大作用。

选购保存

选购荷兰豆时，先看能不能把豆荚弄得沙沙作响，如果能，则说明荷兰豆是新鲜的。保存荷兰豆时，不要洗，直接放入保鲜袋中，扎紧口，可低温保存。

特别提示 没有熟透的荷兰豆忌食，易中毒。

☺ 这样搭配最健康

荷兰豆+口蘑= 开胃消食，增强食欲

产褥期优选食疗方推荐

荷兰豆炒鲮鱼片

主料 荷兰豆150克，鲮鱼200克。

配料 盐3克，水淀粉5克，油适量。

做法

1. 荷兰豆择去头、尾、筋，放入沸水中稍焯后捞出。

2. 鲮鱼取肉剁成肉泥，做成鲮鱼片，下入沸水中煮熟后，捞出。

3. 锅加油烧热，下入荷兰豆炒熟后，加入鲮鱼片、盐，再用水淀粉勾芡即可。

功效解读 这道菜颜色丰富，色泽诱人，能增加产妇的食欲，有通乳催乳、补血益气、强筋健骨等功效。

草菇

**消食祛热
补脾益气**

- ●**热量**
  96千焦/100克
- ●**性味**
  性平，味甘
- ●**主打营养素**
  膳食纤维、铁
- ●**归经**
  归胃、脾经

适用量： 每次食用30～50克为宜。

草菇含有丰富的膳食纤维和铁质，有通便补血的作用，可为产妇补血补铁，有助于预防婴儿贫血。

食疗功效

草菇具有清热解毒、养阴生津、降压降脂、滋阴壮阳、通乳的作用，可预防坏血病，促进创面愈合，护肝健胃。

产褥期营养

草菇的蛋白质含量比一般蔬菜高好几倍，是国际公认的"十分好的蛋白质来源"，并有"素中之荤"的美名。另外，草菇还含有 8 种人体必需的氨基酸，适合产妇食用。

特别提示 宜选新鲜、无异味、无霉点的草菇。

营养成分（每100克含量）

营养素	含量	营养素	含量
蛋白质	2.70克	脂肪	0.20克
碳水化合物	2.7克	膳食纤维	1.60克
烟酸	8毫克	维生素B$_1$	0.08毫克
维生素B$_2$	0.34毫克	维生素C	207.70毫克
维生素E	0.40毫克	钙	17毫克
硒	0.02微克	铁	1.30毫克
锌	0.60毫克		

产褥期优选食疗方推荐

草菇虾仁

主料 虾仁300克，草菇90克，胡萝卜1根。

配料 盐、水淀粉、料酒、油各适量。

做法

1. 虾仁拌入盐、料酒腌10分钟。
2. 草菇汆烫；胡萝卜切片。
3. 将油烧至七成热，放入虾仁过油，待弯曲变红时捞出，余油倒出，另用油炒胡萝卜片和草菇，然后将虾仁回锅，加入少许盐炒匀，用水淀粉勾芡后盛出即可。

功效解读 这道菜有健筋骨、补气血的作用。草菇的维生素C含量高，能促进人体新陈代谢，提高机体免疫力，增强抗病能力。

平菇

补虚散寒
增强体质

适用量： 每日食用100克为宜。

● **热量**
84千焦/100克

● **性味**
性温，味甘

● **主打营养素**
18种氨基酸、钙、铁

● **归经**
归脾、胃经

平菇含有人体必需的 18 种氨基酸以及钙、铁等营养素，这些营养素易为人体吸收，可以增强产妇体质以及增加乳汁的营养。

🔍 食疗功效

平菇具有补虚、抗癌之功效，能改善人体新陈代谢、增强体质。平菇还有祛风散寒、舒筋活络的作用，可辅助治疗腰腿疼痛、手足麻木、经络不通等症。

🔍 选购保存

应选购菇形整齐不坏、颜色正常、质地脆嫩而肥厚、气味纯正清香、无杂味、无病虫害、八成熟的鲜平菇。

特别提示 褐黄色平菇最为肉厚、鲜嫩、润滑。

☺ 这样搭配最健康

平菇＋豆腐＝ 有利于营养吸收，平衡膳食

产褥期优选食疗方推荐

鸡肉平菇粉条汤

主料 鸡胸脯肉200克，平菇100克，水发粉条50克，胡萝卜块适量。

配料 高汤、葱花、酱油各适量，盐4克。

做法

1. 将鸡胸脯肉洗净，切块；平菇清洗干净，切小片；水发粉条清洗干净，切段备用。

2. 净锅上火倒入高汤，下入鸡肉烧开，去浮沫，下入平菇、水发粉条、胡萝卜块，调入盐、酱油，煲至熟，撒葱花即可。

功效解读 这道汤含有多种营养素，有催乳、滋补的功效，适合乳汁少的产妇食用。

金针菇

- **热量**
  109千焦/100克
- **性味**
  性凉，味甘
- **主打营养素**
  锌、氨基酸
- **归经**
  归脾、大肠经

抵抗疲劳
抗菌消炎

适用量： 每次食用50克为宜。

金针菇富含的锌有促进智力发育和健脑的作用，产妇多吃金针菇，能增加乳汁中锌的含量，对婴儿有健脑益智的作用。

🔍 食疗功效

金针菇具有补肝、益肠胃、抗癌之功效，对肝病、胃肠道炎症、溃疡等病症有食疗作用。

🔍 产褥期营养

金针菇能有效地增强机体的生物活性，促进体内新陈代谢，有利于食物中各种营养素的吸收和利用，婴儿通过母乳吸收后，对生长发育也大有益处。

特别提示 优质的金针菇颜色是淡黄至黄褐色，菌盖中央颜色较边缘稍深，菌柄则上浅下深。

营养成分（每100克含量）

营养素	含量	营养素	含量
蛋白质	2.40克	脂肪	0.40克
碳水化合物	3.3克	膳食纤维	2.70克
维生素A	5微克	维生素B$_1$	0.15毫克
维生素B$_2$	0.19毫克	维生素C	2毫克
维生素E	1.14毫克	铜	0.14毫克
硒	0.28微克	铁	1.40毫克
锌	0.39毫克		

产褥期优选食疗方推荐

金针菇炒三丝

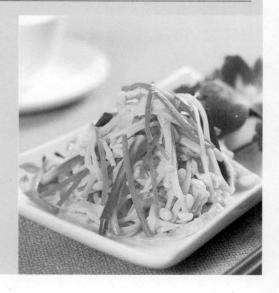

主料 猪瘦肉250克，金针菇600克，鸡蛋清70克，胡萝卜丝适量。

配料 清汤、姜丝、盐、料酒、淀粉、葱丝、麻油、油各适量。

做法

1. 猪肉洗净切丝，放入碗内，加蛋清、盐、料酒、淀粉拌匀；金针菇清洗干净。
2. 锅内油烧热，将肉丝滑熟，放姜丝、葱丝、胡萝卜丝炒香后放入少许清汤调好味。
3. 倒入金针菇炒匀，淋上麻油即可。

功效解读 本品对婴儿的身高和智力发育有良好的作用，尤适合产妇食用。

银耳

益气清肠 滋阴润肺

- **热量**
  837千焦/100克
- **性味**
  性平，味甘
- **主打营养素**
  碳水化合物、矿物质、膳食纤维
- **归经**
  归肺、胃、肾经

适用量：每次食用20克为宜。

银耳含有碳水化合物及钙、钾、铁等多种矿物质，对产妇的补益效果尤其显著；而其富含的膳食纤维，可促进肠胃蠕动。

🔍 食疗功效

银耳能提高肝脏解毒能力，保护肝脏。它滋润而不黏滞，具有补脾开胃、益气清肠、安眠健胃、补脑、养阴清热、润燥的功效。

🔍 选购保存

宜选购嫩白晶莹、略带乳黄的银耳。银耳要放在通风、透气、干燥、凉爽的地方，避免阳光长时间的照晒。由于银耳质地较脆，应减少翻动，上面不要压重物。

特别提示 银耳能清肺热。外感风寒者忌用。

☺ 这样搭配最健康

银耳＋莲子＝滋阴润肺，预防上火

产褥期优选食疗方推荐

椰子银耳鸡汤

主料 椰子1个，净鸡1只，蜜枣4颗，银耳40克，杏仁10克。

配料 姜1片，盐3克。

做法

1. 鸡清洗干净，剁成小块；椰子去壳取肉。
2. 银耳放入清水中浸透，剪去硬梗，清洗干净；椰子肉、蜜枣、杏仁分别清洗干净。
3. 锅中放入适量水和姜片，加入上述材料，待滚开后转小火煲约2小时，放盐调味即成。

功效解读 这道汤可以滋补血气、润肺养颜。银耳有淡化脸部黄褐斑、雀斑的功效，它含有的膳食纤维可助胃肠蠕动，减少脂肪的吸收。

乌鸡

养阴退热
治虚补血

- ● **热量**
464千焦/100克

- ● **性味**
性平，味甘

- ● **主打营养素**
维生素E、维生素B₂、烟酸、磷、铁、钠、钾

- ● **归经**
归肝、肾经

适用量： 每天食用100克左右为宜。

乌鸡是典型的低脂肪、低糖、低胆固醇、高蛋白的滋补佳品，富含多种营养成分，对产后贫血者具有补血、促进康复的作用。

🔍 食疗功效

乌鸡有补中止痛、滋补肝肾、益气补血、滋阴清热、调经活血、止崩治带等功效，特别是对妇女的气虚、血虚、脾虚或肾虚等症以及小儿生长发育迟缓、妇女更年期综合征等尤为有效。

🔍 产褥期营养

体虚血亏、肝肾不足、脾胃不健的人也可以食用乌鸡。但是，过量食用乌鸡会生痰助火、生热动风，所以感冒发热或湿热内蕴者不宜食用。

特别提示 净乌鸡放入保鲜袋内冷冻保存即可。

营养成分（每100克含量）

营养素	含量	营养素	含量
蛋白质	22.30克	脂肪	2.30克
碳水化合物	0.30克	烟酸	7.10毫克
维生素B₁	0.02毫克	维生素B₂	0.20毫克
维生素E	1.77毫克	钙	17毫克
硒	7.73微克	磷	210毫克
锌	1.60毫克	铁	2.30毫克
镁	51毫克		

产褥期优选食疗方推荐

冬瓜乌鸡汤

主料 冬瓜200克，乌鸡150克，香菜20克。

配料 食用油25毫升，盐4克，葱、姜各3克。

做法

1. 将冬瓜去皮、籽，清洗干净切片；乌鸡处理干净斩块；香菜清洗干净、切段备用。

2. 净锅上火倒入水烧开，下入乌鸡汆水，捞起清洗干净待用。

3. 净锅上火倒入食用油，将葱、姜炝香，下入乌鸡、冬瓜煸炒，倒入水，调入盐烧沸煲至熟，撒入香菜段即可。

功效解读 本品有补五脏、养气血的功效。

猪蹄

通乳美肤
补血填精

适用量： 每次食用1只为宜。

- **热量**
  1088千焦/100克
- **性味**
  性平，味甘、咸
- **主打营养素**
  胶原蛋白、脂肪、钙、铁、锌
- **归经**
  归肾、胃经

猪蹄对产妇能起到催乳和美容的双重作用。猪蹄还富含钙、铁等矿物质，可促进婴儿的发育。

🔍 **食疗功效**

猪蹄对经常性的四肢疲乏，腿部抽筋、麻木，消化道出血，失血性休克或缺血性脑卒中患者有一定的辅助疗效。传统医学认为，猪蹄有壮腰补膝和通乳之功效。

🔍 **选购保存**

肉色红润均匀，脂肪洁白有光泽，肉质紧密，手摸有坚实感，外表及切面微微湿润，不黏手、无异味的为上好猪蹄。

特别提示 消化功能不良者一次不宜食用过多。

☺ **这样搭配最健康**

猪蹄+黑木耳= 滋补阴液，补血养颜

产褥期优选食疗方推荐

百合猪蹄汤

主料 水发百合125克，西芹100克，猪蹄175克，红枣10颗。

配料 清汤适量，盐、葱、姜各5克。

做法

1. 将水发百合清洗干净；西芹择洗干净切段；猪蹄清洗干净斩块备用。

2. 净锅上火倒入清汤，调入盐，下入葱、姜、红枣、猪蹄烧开，捞去浮沫，再下入水发百合、西芹煲至熟即可。

功效解读 这道汤能增加产妇的食欲，有养心润肺、通乳催乳、润肺、清心、止血、开胃、安神等功效。

第四章 产妇饮食调养 全攻略

猪腰

**理气补肾
强腰利水**

- **热量**
  402千焦/100克

- **性味**
  性平，味甘、咸

- **主打营养素**
  蛋白质、脂肪、维
  生素、矿物质

- **归经**
  归肾经

适用量： 每次食用约30克为宜。

> 猪腰含有多种营养素，可强化肾脏、恢复子宫机能、治疗腰酸背痛，产妇常食可预防中年肾虚、产后月子病，有助于滋补身体，及早恢复。

🔍 食疗功效

猪腰可促进体内新陈代谢，有健肾补腰、和肾理气之功效，主治肾虚腰痛、产后虚羸、身面水肿等症。

🔍 选购保存

选购猪腰首先看表面有无出血点，有则不正常；其次看是否比一般猪腰大和厚，如果是又大又厚，应仔细检查是否为病猪的猪腰。购买猪腰后要趁鲜制作菜肴，短时间内可放冰箱保鲜。

特别提示 食用前要将猪腰清理干净。

☺ 这样搭配最健康

猪腰+黑木耳= 养颜、抗衰老

产褥期优选食疗方推荐

什锦腰花

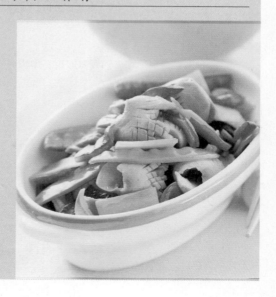

主料 猪腰500克，黑木耳20克，荷兰豆、胡萝卜各50克。

配料 盐4克，油适量。

做法

1. 将猪腰洗净，切菱形花刀再切片。

2. 将猪腰放入沸水中氽烫后捞出待用。

3. 将黑木耳洗净泡发，去蒂切片；荷兰豆撕去边丝，洗净；胡萝卜削皮，洗净，切片。

4. 炒锅加油，下黑木耳、荷兰豆、胡萝卜片炒匀，将熟前下腰片，加盐调味，拌炒至腰片熟即可。

功效解读 本品对产妇的身体有滋补作用。

猪肚

补虚解乏
健脾益胃

● **热量**
460千焦/100克

● **性味**
性微温，味甘

● **主打营养素**
蛋白质、脂肪、矿物质、维生素

● **归经**
归脾、胃经

适用量： 每次食用50克为宜。

猪肚有利于产妇恢复元气，改善气虚体质，对产后气血虚损、身体虚弱的产妇有很好的补益作用。分娩后虚羸者可将猪肚煨煮烂熟如糜后频频服食。

🔍 **食疗功效**

猪肚含有蛋白质、脂肪、碳水化合物、维生素及钙、磷、铁等，不仅可供食用，而且有很好的药用价值，有补虚损、健脾胃的功效。

🔍 **选购保存**

新鲜的猪肚富有弹性和光泽，白色中略带浅黄色，黏液多，质地坚而厚实。猪肚可用盐腌好，放于冰箱中保存。

特别提示 猪肚烧熟后放在碗里，加点汤水，放进锅里蒸，会涨厚一倍，又嫩又好吃。

😊 **这样搭配最健康**

猪肚+黄豆芽= 增强免疫，促进产后恢复

产褥期优选食疗方推荐

莲子猪肚

主料 猪肚1个，莲子50克。

配料 盐3克，香油6毫升，葱1棵，姜、蒜各10克。

做法

1. 莲子泡发，清洗干净，去心；猪肚清洗干净，内装莲子，用线缝合；葱、姜清洗干净切丝；蒜剁成蒜蓉。

2. 将猪肚放入锅中，加清水炖至熟透，捞出放凉，切成细丝，同莲子放入盘中。

3. 调入葱丝、姜丝、蒜蓉、盐和香油拌匀。

功效解读 本品鲜嫩适口，产妇常食可以健脾益胃。

鲫鱼

益气利水
通乳除湿

● **热量**
452千焦/100克

● **性味**
性平，味甘

● **主打营养素**
优质蛋白质、氨基酸、钙、铁、锌

● **归经**
归脾、胃、大肠经

适用量： 每次食用约50克为宜。

鲫鱼肉富含极高的蛋白质，而且易于被人体吸收，其中氨基酸、钙、铁、锌的含量也很高，对产妇有通乳汁、补身体、促康复的作用。

🔎 **食疗功效**

鲫鱼可补阴血、通血脉、补体虚，还有益气健脾、利水消肿、清热解毒、通络下乳之功效。鲫鱼所含的蛋白质质优、齐全、易于消化吸收，常食可增强抗病能力。

🔎 **选购保存**

鲫鱼要买身体扁平、颜色偏白的，这样的肉质会很嫩。用浸湿的纸贴在鱼眼上，可使鲫鱼保鲜一段时间。

特别提示 炖汤时，可先油煎，再用小火慢熬。

☺ **这样搭配最健康**

鲫鱼+黑木耳= 降压降脂、润肤抗老

产褥期优选食疗方推荐

番茄淡奶鲫鱼汤

主料 鲫鱼1条，番茄1个，三花淡奶、豆腐各适量。

配料 生姜50克，葱花、沙参各10克，盐3克。

做法

1. 番茄洗净，切成块；生姜去皮，洗净，切成片；豆腐洗净，切成小丁；沙参泡发。
2. 鲫鱼处理干净后，在背部打上花刀。
3. 锅中加水烧沸，加入姜片、鲫鱼、番茄、豆腐、沙参煮沸后，调入盐、三花淡奶煮至入味，出锅前撒上葱花即可。

功效解读 本品对乳汁不下者有显著疗效。

鲢鱼

● **热量**
435千焦/100克

● **主打营养素**
钙、镁、磷、铁、钾、硒

温中益气
利水消肿

● **性味**
性温，味甘

● **归经**
归脾、胃经

适用量： 每次食用50克为宜。

鲢鱼富含蛋白质、钙、镁、磷、铁、钾、硒等营养素，既能健身、催乳，又可以美容，令皮肤有光泽，是产妇滋补身体及滋养肌肤的理想食品。

🔍 食疗功效

鲢鱼具有健脾、利水、温中、益气、通乳、化湿之功效。另外，鲢鱼的肉中含蛋白质、脂肪酸很丰富，能促进智力发育，尤适合产妇食用。

🔍 产褥期营养

鲢鱼肉质鲜嫩，营养丰富，对于产后体虚有较好的调理作用。鱼汤还是提升产妇乳汁质量的绝佳食品，产妇食用鲢鱼汤，对母婴均有好处。

特别提示 优质鲢鱼眼球凸出、角膜透明、鱼鳃色泽鲜红、腮丝清晰、鳞片完整有光泽。

营养成分（每100克含量）

营养素	含量	营养素	含量
蛋白质	17.80克	脂肪	3.60克
烟酸	2.5毫克	维生素A	20微克
维生素B$_1$	0.03毫克	维生素B$_2$	0.07毫克
维生素E	1.23毫克	钙	53毫克
硒	15.63微克	镁	23毫克
锌	1.17毫克	铁	1.40毫克
磷	190毫克		

产褥期优选食疗方推荐

老妈煲鱼头

主料 鲢鱼头300克，新鲜猪血50克，白菜叶15克。

配料 酱油适量，葱、姜、蒜片各3克，香菜段2克。

做法

1. 将鲢鱼头清洗干净斩块；猪血、白菜叶清洗干净、分别切块、切片备用。

2. 净锅上火倒入水，调入酱油、葱、姜、蒜片，下入鲢鱼头、猪血、白菜煲至熟，撒香菜即可。

功效解读 本品含丰富的蛋白质、钙、卵磷脂，能满足产妇及婴儿的营养需要。

鲇鱼

- **热量**
  431千焦/100克
- **性味**
  性温，味甘
- **主打营养素**
  DHA、氨基酸
- **归经**
  归脾、胃经

补中益阳
利便利水

适用量： 每次食用180克为宜。

鲇鱼不仅含有丰富的 DHA，能够为婴儿大脑神经系统发育提供丰富营养，还含有人体所必需的各种氨基酸，具有滋阴开胃、催乳利尿的作用。

食疗功效

鲇鱼是名贵的营养佳品，营养价值可以和鱼翅、野生甲鱼相媲美，有滋阴养血、补中益气、开胃健脾、通水利尿以及催乳通乳的作用。

产褥期营养

吉林民间有偏方：用鲇鱼熬汤煮鸡蛋，连续食用可以增加奶水。尽量不要选黑色的鲇鱼，黑色的鲇鱼土腥味最重。鲇鱼的卵有毒，误食会导致呕吐、腹痛、腹泻，情况严重的会造成瘫痪。

特别提示 牛肝不可与鲇鱼同食，易食物中毒。

营养成分（每100克含量）

营养素	含量	营养素	含量
蛋白质	17.30克	脂肪	3.70克
钾	351毫克	烟酸	2.50毫克
维生素B$_1$	0.03毫克	维生素B$_2$	0.10毫克
维生素E	0.54毫克	钙	42毫克
硒	27.49微克	镁	22毫克
锌	0.53毫克	铁	2.10毫克
铜	0.09微克		

产褥期优选食疗方推荐

鲇鱼炖茄子

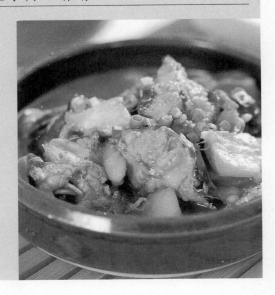

主料 鲇鱼400克，茄子350克。

配料 盐5克，生抽6毫升，料酒10毫升，葱段、葱花、姜片、蒜片、清鸡汤、油各适量。

做法

1. 鲇鱼去鳞、鳃及内脏，搓洗一下去表面的黏液，再放进沸水里氽烫一下后取出切成段。

2. 茄子洗净，切成块，用少许油炒软茄子，盛出备用。

3. 油锅炒香葱段、姜片、蒜片，加入清鸡汤，烧开后加入鲇鱼、茄子，再用生抽、料酒、盐调好，用小火炖半小时，撒葱花即可。

功效解读 本品具有活血、清热消肿之功效。

黄鱼

补气开胃
添精安神

● **热量**
406千焦/100克

● **主打营养素**
蛋白质、维生素、微量元素

● **性味**
性平，味甘、咸

● **归经**
归肝、肾经

适用量： 每次食用100克左右为宜。

黄鱼含有丰富的蛋白质、微量元素和维生素，对人体有很好的补益作用，对食欲不振、亏血过重或元气大虚的产妇有显著的食疗效果。

🔍 食疗功效

黄鱼可开胃益气、调中止痢、明目安神，可治久病体虚、少气乏力、头昏神倦、脾虚下痢、肢体水肿，产妇食用有助产后康复。黄鱼含有多种氨基酸，是癌症病人良好的蛋白质补充剂。

🔍 产褥期营养

黄鱼富含营养，常吃对人体有补益作用，对体质虚弱和产妇来说会收到很好的食疗效果。

特别提示 清洗黄鱼时不用剖腹，可以用筷子从其口中搅出肠肚，再用清水冲洗几遍即可。

营养成分（每100克含量）

营养素	含量	营养素	含量
蛋白质	17.70克	脂肪	2.50克
碳水化合物	0.80克	维生素A	10微克
维生素B_1	0.03毫克	维生素B_2	0.10毫克
维生素E	1.13毫克	钙	53毫克
硒	42.57微克	镁	39毫克
锌	0.58毫克	铁	0.70毫克
铜	0.04毫克		

产褥期优选食疗方推荐

干黄鱼煲木瓜

主料 干黄鱼2条，木瓜100克。

配料 盐少许，香菜段、红椒丝各2克。

做法

1. 将干黄鱼清洗干净浸泡；木瓜清洗干净，去皮、籽，切方块备用。

2. 净锅上火倒入水，调入盐，下入干黄鱼、木瓜煲至熟，撒入香菜段、红椒丝即可。

功效解读 这道汤有补虚、通乳的功效。黄鱼含有多种氨基酸，有增强免疫力、改善功能的作用。木瓜含番木瓜碱、木瓜蛋白酶、凝乳酶、胡萝卜素等，并富含17种以上的氨基酸及多种营养元素，有健脾消食、通乳的功效。

虾皮

补肾壮阳
理气开胃

● **热量**
640千焦/100克

● **主打营养素**
蛋白质、矿物质

● **性味**
性温，味甘、咸

● **归经**
归胃、肾、肝经

适用量： 每次食用30克左右为宜。

虾皮有很强的通乳作用。虾皮中钙含量极为丰富，产妇适量吃虾皮，乳汁含有的钙也较为丰富，可帮助婴儿预防佝偻病。

食疗功效

虾皮具有补肾壮阳、理气开胃、益气下乳的功效，对肾虚夜尿频多、阳痿、乳汁不畅等有很好的食疗作用。

选购保存

生晒虾皮无盐分，鲜味浓，口感好，而且不易发潮霉变，可长期存放。选购时要注意色泽，以色白明亮、有光泽、个体完整者为佳。保存时宜放入干燥、密闭的容器里。

特别提示 虾皮不宜与苦瓜同食，易食物中毒。

☺ 这样搭配最健康

虾皮+大葱= **益气、下乳、开胃，尤适合产妇食用**

+

产褥期优选食疗方推荐

虾皮油菜

主料 嫩油菜200克，虾皮50克。

配料 盐5克，香油、葱、姜、高汤、鸡精、油各少许。

做法

1. 将油菜清洗干净，根部削成锥形后划出"十"字形；虾皮用温水泡软待用。

2. 净锅上火，加油烧热后放入油菜，变色后捞出；锅中留少许油，待油热后放入葱、姜煸出香味。

3. 加入高汤、虾皮、盐、鸡精、油菜，盖上锅盖焖2～3分钟，淋入香油即可出锅。

功效解读 本品清新爽口，营养丰富。

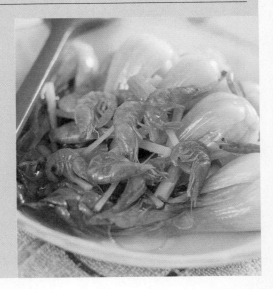

木瓜

健脾消食
通乳丰胸

- **热量**
113千焦/100克

- **性味**
性温，味甘

- **主打营养素**
维生素C、氨基酸

- **归经**
归心、肺、肝经

适用量： 每日食用1个为宜。

木瓜含有比鲜橙更多的维生素 C，在强化免疫力、抗氧化、减少光伤害、抑制细菌性突变等方面有一定的效果。

食疗功效

木瓜能理脾和胃、平肝舒筋，经常食用具有平肝和胃、舒筋活络、软化血管、抗菌消炎、抗衰养颜、防癌抗癌、增强体质之保健功效。

产褥期营养

木瓜含有膳食纤维及多种维生素和矿物质。木瓜中维生素 C 的含量是苹果的 48 倍，半个中等大小的木瓜足够供成人一天所需的维生素 C。

特别提示 木瓜不宜在冰箱中存放太久，以免长斑点或变黑。

营养成分（每100克含量）

营养素	含量	营养素	含量
蛋白质	0.40克	脂肪	0.10克
碳水化合物	6.2克	膳食纤维	0.80克
维生素A	145毫克	维生素B$_1$	0.01毫克
维生素B$_2$	0.02毫克	维生素C	43毫克
维生素E	0.30毫克	钙	17毫克
硒	1.80微克	铁	0.20毫克
锌	0.25毫克		

产褥期优选食疗方推荐

木瓜鲈鱼汤

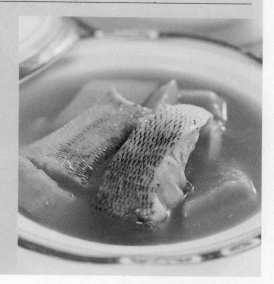

主料 木瓜450克，鲈鱼1条，火腿100克。

配料 食用油适量，盐5克，姜4片。

做法

1. 鲈鱼洗净斩块；用食用油煎至两面金黄。

2. 木瓜去皮、核洗净切块；火腿切片；炒锅放姜片，将木瓜爆炒5分钟。

3. 在锅中加水煮沸后加入鲈鱼和火腿片，大火煲开后改用小火煲2小时，加盐调味即可食用。

功效解读 木瓜能健脾胃、助消化；鲈鱼益脾胃，有下乳汁、滑肌肤之效。两者同食对营养缺乏、消化不良的产妇尤其有益。

无花果

● **热量**
247千焦/100克

● **性味**
性平，味甘

● **主打营养素**
氨基酸、有机酸

● **归经**
归胃、大肠经

清热解毒
健脾开胃

适用量：每次食用1个为宜。

无花果有清热解毒、止泻通乳的作用，尤其对乳汁干枯的产妇疗效显著，还能帮助人体对食物进行消化，促进产妇的食欲。

🔍 **食疗功效**

无花果含有丰富的膳食纤维、维生素 B_1、维生素 B_2、维生素 C、钙、铁等优质的营养素，能帮助消化，促进食欲，对痔疮、便秘等病症的治疗效果极好，还可辅助治疗腹泻、肠胃炎等疾病。

🔍 **选购保存**

以外表丰满、无瑕疵、无裂纹、无酸味的为好，个头要尽量大一些。

特别提示 无花果具有一定的降低血压的作用。

☺ **这样搭配最健康**

无花果+板栗= **强腰健骨，消除疲劳**

产褥期优选食疗方推荐

无花果口蘑猪蹄汤

主料 猪蹄1只，口蘑150克，无花果30克。

配料 盐、香菜末各适量。

做法

1. 将猪蹄洗净，切块；口蘑洗净撕成条；无花果洗净，备用。

2. 汤锅上火倒入水，调入盐，下入猪蹄大火煲至七分熟，放入口蘑、无花果烧开，改小火煲熟，撒香菜末即可。

功效解读 本品含有多种营养成分，有健脾、解毒、通乳、补气血、增强免疫力的作用。

桃子

养阴生津
润燥活血

适用量： 每日食用1个为宜。

● **热量**
201千焦/100克

● **性味**
性温，味甘、酸

● **主打营养素**
膳食纤维、有机酸

● **归经**
归肝、大肠经

桃子含有机酸和纤维素，能促进消化液的分泌，增加胃肠蠕动，增进食欲，利消化，活血化淤，有助于防治产后恶露不止。

🔍 食疗功效

桃子中含有丰富的 B 族维生素，其中的维生素 B_1 对于思维判断能力、记忆力和自知能力起着重要的作用，维生素 B_2 影响大脑中枢神经的功能发挥，缺乏这些元素，会导致记忆力的减退。

🔍 产褥期营养

桃子不仅营养丰富，而且有很高的食疗作用。桃子含有丰富的铁元素，可预防产后贫血。

特别提示 桃子不宜与蟹肉同食，否则会影响蛋白质的吸收。

营养成分（每100克含量）

营养素	含量	营养素	含量
蛋白质	0.90克	脂肪	0.10克
碳水化合物	10.9克	膳食纤维	1.30克
维生素A	3微克	维生素B_1	0.01毫克
维生素B_2	0.03毫克	维生素C	7毫克
维生素E	1.54毫克	钙	6毫克
硒	0.24微克	铁	0.80毫克
锌	0.34毫克		

产褥期优选食疗方推荐

桃子香瓜汁

主料 桃子、柠檬各1个，香瓜200克。

配料 白糖适量。

做法

1. 桃子洗净，去皮和去核，切块备用；香瓜去皮，洗净，切块；柠檬洗净，切片。

2. 将桃子、香瓜、柠檬一起放进榨汁机中榨出果汁。

3. 将果汁倒入杯中，根据口味喜好调入适当的白糖（或其他调料）即可饮用。

功效解读 这道饮品酸甜可口，富含有机酸和膳食纤维，有缓解便秘、清除恶露、利尿通便的功效，产妇可以适量饮用。

红枣

● **热量**
510千焦/100克

● **主打营养素**
铁、维生素A、维生素C

● **性味**
性温，味甘

● **归经**
归心、脾、肝经

补虚益气
补血安神

适用量： 每日食用3~5个为宜。

> 红枣富含维生素A、维生素C、钙、铁等营养素，有补脾活胃、补血益气的作用，对脾胃虚弱、气血不足的产妇有很好的补益效果。

食疗功效

红枣富含钙和铁，对防治中老年人骨质疏松以及青少年和女性贫血都有很重要的作用，其效果通常是药物所不能比的。枣中含有的达玛烷型皂苷，有抗疲劳、增加人的耐力及减轻毒性物质对肝脏损害的功能。

选购保存

好的红枣皮色紫红而有光泽，颗粒大而均匀，果实短壮圆整，皱纹少，痕迹浅。

特别提示 生食红枣一次不宜过量。

☺ 这样搭配最健康

红枣+大米= 健脾胃、补气血

产褥期优选食疗方推荐

红枣鸡汤

主料 红枣15颗，核桃仁100克，鸡半只。

配料 盐适量。

做法

1. 先将红枣、核桃仁用清水清洗干净；鸡处理干净，剁成小块。
2. 将砂锅清洗干净，加适量清水，置于火上，放入核桃、红枣、鸡肉，大火烧开后，去浮沫，改用小火炖约1小时，放入少许盐调味即可。

功效解读 这道鸡汤营养丰富，滋补效果显著，有助于产妇补血、恢复体力。

芝麻

补养五脏
护发抗衰

- **热量**
  2222千焦/100克
- **性味**
  性平，味甘
- **主打营养素**
  矿物质、蛋白质、脂肪
- **归经**
  归肝、肾、肺、脾经

适用量： 每天食用10～20克为宜。

芝麻含有丰富的蛋白质、铁、维生素E等营养成分，对产妇有补中健身、通血脉及破积血等良好作用。

食疗功效

芝麻一般人群均可食用，尤其适宜产妇及肝肾不足所致的眩晕、眼花、视物不清、腰酸腿软、耳鸣耳聋、发枯发落、头发早白之人食用。

产褥期营养

芝麻中含有大量的维生素E，通过抵消或中和细胞内有害物质游离基的积累，有效预防过氧化脂质对皮肤的危害，产妇常食芝麻还能使皮肤白皙有光泽，防治各种皮肤炎症。

特别提示 慢性肠炎或便溏腹泻患者慎食。

营养成分（每100克含量）

营养素	含量	营养素	含量
蛋白质	19.10克	脂肪	46.10克
碳水化合物	10克	膳食纤维	14克
烟酸	5.90毫克	维生素B$_1$	0.66毫克
维生素B$_2$	0.25毫克	铜	1.77毫克
维生素E	50.40毫克	钙	780毫克
硒	4.70微克	铁	22.70毫克
锌	6.13毫克		

产褥期优选食疗方推荐

木瓜芝麻羹

主料 木瓜20克，熟芝麻少许，大米80克。

配料 盐2克，葱少许。

做法

1. 大米泡发洗净；木瓜去皮洗净，切小块；葱洗净，切花。

2. 锅置火上，注入水，加入大米，煮至熟后，加入木瓜同煮。

3. 用小火煮至粥呈浓稠状时，调入盐，撒上葱花、熟芝麻即可。

功效解读 芝麻含有大量的脂肪和蛋白质，还有糖类、维生素A、维生素E、卵磷脂、钙、铁、镁等营养成分，有通乳、滑肠等作用。

莲子

**养心安神
健脾止泻**

● **热量**
1439千焦/100克

● **性味**
性温，味甘涩

● **主打营养素**
棉子糖、钙、磷、钾

● **归经**
归心、脾、肾经

适用量： 每日食用20克为宜。

莲子中所含的棉子糖，对产妇有很好的滋补作用。莲子中还富含钙、磷、钾，有安神、养血的作用，产妇食用，可为婴儿的骨骼和牙齿发育提供丰富的钙。

食疗功效

莲子利于补养五脏，通畅经脉气血。莲子所含的棉子糖，是老少皆宜的营养滋补品，对久病、产妇或老年体虚者有极好的疗效。

选购保存

莲子应选购略呈椭圆形或类球形、表面浅黄棕色至红棕色、有脉纹者。莲子应晾干后保存在干爽处。

特别提示 莲子心泡茶可清热去火。

☺ 这样搭配最健康

莲子+红枣= 促进血液循环，增进食欲

产褥期优选食疗方推荐

桂圆莲子羹

主料 莲子50克，桂圆20克，枸杞子10克。

配料 白糖10克。

做法

1. 将莲子洗净，泡发；将枸杞子、桂圆均洗净，备用。
2. 锅置火上，注入清水，放入莲子煮沸后，下入枸杞子、桂圆。煮熟后放入白糖调味即可食用。

功效解读 这道羹甜香软糯，有健脾、安神、养血的功效。其中莲子中的钙、磷和钾除了可以构成骨骼和牙齿的成分外，还有促进凝血的作用。

大米

补中益气
健脾养胃

● **热量**
1448千焦/100克

● **性味**
性温，味甘

● **主打营养素**
蛋白质、维生素

● **归经**
归脾、心经

适用量： 每天食用40克左右为宜。

大米中的蛋白质、维生素、钙、锌含量都比较多，有促进消化、降低血压、补脾和胃、滋阴养身和提高免疫力的作用。

🔍 **食疗功效**

大米富含蛋白质和钙、磷、铁、镁等矿物质，对人体的生长发育、提高人体的免疫功能都有很好的作用。大米含有大量的粗纤维，有助于促进肠胃蠕动，提高肠胃功能，促进消化。

🔍 **产褥期营养**

经常食用大米可以改善气色，美容养颜，产妇可常食。大米煮粥时，上面漂浮的米油更滋补，有滋阴强身的作用。

特别提示 大米袋子中放几粒花椒可防止生虫。

营养成分（每100克含量）

营养素	含量	营养素	含量
蛋白质	7.4克	脂肪	0.8克
碳水化合物	77.2克	膳食纤维	0.7克
烟酸	2.60毫克	维生素B_1	0.11毫克
维生素B_2	0.05毫克	磷	110毫克
维生素E	0.46毫克	钙	13毫克
硒	2.23微克	铁	2.3毫克
锌	1.7毫克		

产褥期优选食疗方推荐

大米鹌鹑粥

主料 大米80克，鹌鹑2只，枸杞子30克。

配料 料酒5毫升，生抽、姜丝、葱花、油各适量，盐、鸡精各2克。

做法

1. 枸杞子、大米洗净；鹌鹑洗净切块，用料酒、生抽腌制。

2. 鹌鹑入油锅过油后捞出；锅中注水，下大米烧沸，再下入鹌鹑、姜丝、枸杞子后转中火熬煮成粥。

3. 调入盐、鸡精调味，撒上葱花即可。

功效解读 本品具有补脾、强健筋骨的作用。

燕麦

益脾和胃
美容养颜

- **热量**
  1536千焦/100克

- **性味**
  性温，味甘

- **主打营养素**
  蛋白质、维生素、氨基酸、矿物质

- **归经**
  归脾、心经

适用量： 每天食用40克左右为宜。

燕麦富含蛋白质、多种维生素和人体必需的 8 种氨基酸，营养丰富。燕麦含有高黏稠度的可溶性纤维，能延缓胃的排空，增强饱腹感，有助于产妇的恢复。

🔎 食疗功效

燕麦可调气血，促代谢，长期食用有利于糖尿病和肥胖病的控制。燕麦中的 B 族维生素和锌对糖类和脂肪类的代谢都具有调节作用。

🔎 产褥期营养

燕麦富含维生素 E，能清除人体内多余的自由基，对皮肤有益；丰富的膳食纤维能滑肠通便，有效地排出毒素，从而起到养颜的作用，适合产妇多吃。

特别提示 中老年人常食燕麦有助于预防疾病。

营养成分（每100克含量）

营养素	含量	营养素	含量
蛋白质	15克	脂肪	6.70克
碳水化合物	61.60克	膳食纤维	5.30克
烟酸	1.2毫克	维生素B$_1$	0.30毫克
维生素B$_2$	0.13毫克	铜	0.45毫克
维生素E	3.07毫克	钙	186毫克
硒	4.31微克	铁	7毫克
锌	2.59毫克		

产褥期优选食疗方推荐

燕麦枸杞粥

主料 枸杞子8克，大米100克，燕麦30克。

配料 盐适量。

做法

1. 先将枸杞子、大米清洗干净；燕麦用清水泡半小时，洗净备用。

2. 将燕麦、大米、枸杞子一起放入锅中，加水以大火烧开，转小火煮30分钟熬成粥，再加入少量盐，继续煮至盐溶化即可。

功效解读 大米和燕麦的蛋白质含量都较丰富，而且其氨基酸的组成比例合理，蛋白质的利用率高，其含有的钙、铁、锌等矿物质有促进伤口愈合、防止贫血的功效，是补钙佳品。

黑米

滋阴润肺 补肾健脾

- **热量**
  1393千焦/100克
- **性味**
  性平，味甘
- **主打营养素**
  膳食纤维、B族维生素、铁
- **归经**
  归脾、胃经

适用量： 每天食用50克左右为宜。

黑米含有丰富的膳食纤维，可促进肠胃蠕动，预防产妇便秘。黑米中含有的维生素 B_1 能很好地保护产妇的手、足、视觉神经。

🔍 食疗功效

黑米具有健脾开胃、补肝明目、滋阴补肾、益气强身、养精固肾的功效，对脱发、白发或贫血等患者有食疗保健作用。

🔍 选购保存

优质的黑米粒大饱满、黏性强、富有光泽，很少有碎米和爆腰，不含杂质和虫蛀。黑米需要放入保鲜袋或不锈钢容器内，密封后置于阴凉通风处保存。

特别提示 未煮熟的黑米不能吃。

☺ 这样搭配最健康

黑米+牛奶＝ **益气，养血，生津，健脾胃**

产褥期优选食疗方推荐

黑米粥

主料 黑米100克。

配料 白糖20克。

做法

1. 将黑米清洗干净，浸泡一夜备用。
2. 锅中倒入适量清水，放入黑米，以大火煮40分钟。
3. 转用小火煮15分钟，调入白糖即可食用。

功效解读 黑米具有清除自由基、改善缺铁性贫血、抗应激反应以及免疫调节等多种生理功能。多食黑米具有开胃益中、健脾暖肝、明目活血、滑涩补精之功效，对产妇虚弱，以及贫血或肾虚均有很好的滋补作用。

产妇刚经历完分娩，气血损耗较多，所以产后不宜吃破气血、不利于产后恢复的食物。若需要哺乳，还应避免食物中的有害成分通过乳汁进入婴儿体内。

产妇的饮食应像孕妇一样，同时兼顾产妇和婴儿的双重需要，尤其是需要哺乳的产妇，更不能随便乱吃，要牢记以下 18 种忌吃食物。

忌吃食物

产妇忌吃的原因

韭菜

韭菜有回奶的功效，产妇常食用韭菜易致奶水不足，不利于哺乳婴儿

老母鸡

母鸡的卵巢和蛋衣中含有一定的雌激素，产妇食用炖母鸡后血液中雌激素的浓度增加，催乳素的效能就会因此减弱

柿子

柿子性大凉，且含单宁，易与铁质结合，从而妨碍人体对食物中铁质的吸收，不利于产妇补铁补血

梨

生梨属于性凉水果，产妇分娩后的几天身体比较虚弱，胃肠道功能未恢复时，切不可吃寒性的水果

田螺

田螺性寒，产妇不能多吃寒性食品，且螺肉宜滋生寄生虫，导致腹痛、腹泻，不利于产后恢复

杏

杏性温热，多食容易上火生痰、大便燥结，产妇尤宜忌之

味精

味精中的谷氨酸钠会通过产妇的乳汁进入婴儿体内，易导致婴儿缺锌

辣椒

辣椒燥热，会伤津耗液，加重产妇的内热，容易出现口舌生疮、大便秘结等不适症状

花椒

花椒性温，产妇多食容易导致上火，而且花椒有回奶的作用，食用后容易导致断乳

醋

产妇身体各部位都比较脆弱，酸性食物会损伤牙齿，产妇日后会留下牙齿易酸痛的遗患

巧克力

巧克力含有的可可碱会通过母乳被婴儿吸收，并在体内蓄积，不利于婴儿发育

腌菜

腌菜中含盐分较多，容易引起产妇体内水钠潴留，造成水肿，并诱发高血压。

浓茶

茶中的鞣酸被胃黏膜吸收，进入血液循环后，会产生收敛的作用，从而抑制乳腺的分泌

咖啡

咖啡中的咖啡因会通过乳汁到达婴儿体内，使婴儿精神过于兴奋，不能安睡

酒

酒精可进入乳汁中，被婴儿吸收后可引起其沉睡、深呼吸、触觉迟钝、多汗等现象

人参

人参含有多种药物成分，能使人体产生兴奋作用，影响产妇体力的恢复

鹿茸

鹿茸为补阳药，产后阴血亏损严重，若服用鹿茸会招致阴血更损，易致阴道不规则流血

乌梅

乌梅味酸、微涩，具有收敛止血的作用，不利于恶露的顺利排出

产妇忌吃的原因

第四章 产妇饮食调养全攻略

第五章

十一种孕产期
常见病的调理

孕育宝宝既幸福又辛苦，由于生理上的一些变化，孕产妇会出现一些不适症状，如孕期呕吐、孕期水肿、孕期贫血、孕期便秘、妊娠高血压、产后出血、产后腹痛、产后恶露不绝等。面对这些不适症状，孕产妇应该怎么办呢？首先不要惊慌和紧张，然后全面了解相关症状的饮食宜忌，再通过安全又有效的食疗法来解决，就可以安全、健康地度过孕产期了。

孕期呕吐的表现及其护理

孕期呕吐是指孕妇在孕早期经常出现择食偏食、厌食、呕吐、食欲不振等现象，或伴有疲倦、头晕。一般于停经40天左右开始，不需要特殊处理。而少数孕妇频繁呕吐，导致体重下降、脱水、酸碱平衡失调，就需要特别护理了。

症状表现

妇女怀孕后出现呕吐、厌食油腻、头晕乏力或食入即吐，通常停经6周左右后出现恶心、留涎和呕吐，并随妊娠期逐渐加重，至停经8周左右发展为频繁呕吐不能进食，呕吐物中有胆汁或咖啡样分泌物。患者消瘦明显，极度疲乏，口唇干裂，皮肤干燥，眼球凹陷，尿量减少，营养摄入不足使体重下降。

饮食调养原则

避免空腹，身边可以随时准备一些面包、花生、饼干等饱腹的食物。

平常不要吃太咸、油腻或有特殊气味的食物，饮食宜清淡。

多喝水，避免脱水，吃完干点心一个小时之后再喝水。

少食多餐，既满足孕妇和胎儿对营养的需要，又不加重胃的负担。

减少唾液的分泌，日常可喝一点柠檬水，多吃酸性事物。

早上醒来之后，稍微吃点东西再起床，避免晨吐过于剧烈。

多吃富含维生素C的食物，如黄瓜、番茄，黄瓜特别的清凉味有止吐功效。

适当吃一些凉的食物，可以减少食物气味对孕妇的刺激，但不要吃从冰箱里拿出来的剩菜剩饭，否则会引起腹泻。

护理提示

保持良好的情绪。研究显示，早孕反应的剧烈程度，多与孕妇的情绪有关。怀孕后情绪稳定的孕妇，早孕反应就小一些；当孕妇非常恐惧、厌烦或者紧张时，容易导致早孕反应的加剧。所以，孕妇要尽量保持心情愉快，放下不必要的心理压力，丈夫也要尽可能照顾到孕妇的情绪，帮助孕妇保持心情愉悦。

推荐食物

| 生姜 | 冬瓜 | 苹果 | 柠檬 |

禁忌食物

| 胡椒 | 花椒 | 咖啡 | 糖类 |

酒酿、蜂蜜、荔枝、红枣、黄芪、人参、燕麦、大麦芽也应少食、慎食

柠檬鸡块

主料 鸡肉300克，柠檬汁15毫升。

配料 蛋黄、盐、油、水淀粉、白糖、醋、香菜段各适量。

做法

1. 将鸡肉洗净切块，加蛋黄、盐、水淀粉拌匀。
2. 油锅烧热，投入鸡肉滑熟，出锅装盘。
3. 锅内放入清水，加入柠檬汁、白糖、醋烧开，用水淀粉勾芡，出锅浇在鸡肉上，撒上香菜段即可。

功效解读 这道菜不仅能缓解孕吐，还有滋补的效果，可为孕妇补充多种营养。

橙汁山药

主料 山药500克，橙汁100毫升，枸杞子10克。

配料 糖30克，水淀粉25克。

做法

1. 山药洗净，去皮，切成条，放入沸水中煮熟，捞出，沥干水分；枸杞子稍泡后备用。
2. 橙汁加热，放入糖，最后用水淀粉勾芡成汁。
3. 将加工好的橙汁淋在山药上，腌制入味，放上枸杞子。

功效解读 橙汁山药酸酸甜甜，营养丰富，是高碳水化合物的食物，可以改善孕吐引起的不适症状。山药有利于脾胃消化吸收。

孕期贫血的表现及其护理

怀孕期间，由于胎儿的生长发育和子宫的增大，铁的需求量增加，或孕妇在怀孕期肠胃功能减弱、胃液分泌不足、胃酸减少使含铁物质在胃中不能转化，易使孕妇贫血。当孕妇的血清铁蛋白低于 12 微克每升或血红蛋白低于 110 克每升时，即可诊断为孕期贫血。

🔍 症状表现

轻度贫血者，除皮肤黏膜苍白外，很少有其他明显症状。病情较重者，则常有口腔炎、舌炎、皮肤及毛发干燥、脱发、面黄、全身乏力、水肿、头晕、心悸等症状。当血红蛋白下降至 5%～6% 时，心脏明显增大。严重贫血者，由于心肌缺氧，可发生贫血性心脏病，在妊娠或分娩期易发生心力衰竭。

🔍 饮食调养原则

多食用黑木耳、红枣、赤小豆。这三种物质含有丰富的铁，能有效预防与治疗孕妇缺铁性贫血，还能起到滋补强力之效。

注意多从动物内脏中吸收营养。一般来讲，动物内脏的含铁量要比动物肉的含铁量高。因此，孕妇适量食用猪肝、鸡肝、牛肝、羊肝等，能够对缺铁性贫血起到很好的作用。

从动物的血液中吸收营养。动物的血液中富含大量的血红素铁，而且容易被人体消化与吸收。孕妇经常食用动物血和内酯豆腐做的汤，能够有效防治缺铁性贫血。

每天食用一定的水果。尽管水果中的含铁量不高，然而水果中富含维生素C，能够帮助孕妇更好地吸收食物中的铁。

🔍 护理提示

孕妇所需要的铁可以从两方面来获取，一是食物，二是药物。在食物中，肉类含有丰富的血红素铁，植物含非血红素铁，对孕妇来说，这两类铁的需求量都很大。所以在怀孕期间，孕妇的饮食应该选择容易消化、营养丰富的食物，合理地进食、荤素搭配，并增加水果、蔬菜的摄入。

服用铁剂。孕妇可以从怀孕初期开始，按照每千克体重补充 1 毫克铁的原则，每周服用一次铁剂，一直到产后的哺乳期。

推荐食物			
瘦肉	乌鸡	黑芝麻	动物肝脏

禁忌食物			
辣椒	大蒜	胡椒	茶

桂皮、芥末、白酒等温燥之物也不适合贫血孕妇食用

葡萄干土豆泥

主料 土豆200克，葡萄干1小匙。

配料 蜂蜜少量。

做法

1. 把葡萄干放温水中泡软后切碎。

2. 把土豆洗干净后去皮，然后放入容器中上锅蒸熟，趁热做成土豆泥。

3. 将土豆泥与碎葡萄干一起放入锅内，加2小匙水，放火上用小火煮，熟时加入蜂蜜。

功效解读 本品是孕妇补血的佳品。其中葡萄干的含铁量极为丰富，有益气补血的功效。

板栗乌鸡煲

主料 乌鸡1只，熟板栗150克，核桃仁50克，西蓝花、枸杞子各适量。

配料 盐少许，味精2克，高汤适量。

做法

1. 将乌鸡杀洗干净，斩块汆水；熟板栗去壳洗净；核桃仁、枸杞子洗净备用；西蓝花洗净掰成小朵。

2. 炒锅上火倒入高汤，下入乌鸡、板栗、核桃仁、枸杞子、西蓝花，调入盐、味精煲至熟即可。

功效解读 乌鸡是补虚劳、养气血的上佳食品，与板栗搭配煲出的汤有滋补身体、强壮筋骨、益气补血的功效。

怀孕后，孕妇会分泌大量的孕激素，引起胃肠道肌张力减弱、肠蠕动减慢。再加上胎儿逐渐长大，压迫肠道，使得肠道的蠕动减慢，肠内的废物停滞不前，并且变干，导致孕妇常伴有排便困难。此外，怀孕后孕妇的运动量减少，体内水分减少也会导致便秘。

🔍 症状表现

实热性孕妇便秘：大便干结，腹中胀满，口苦、口臭或胸胁满闷，大便干结坚硬，肛门灼热，舌红、苔黄、苔厚；虚寒性孕妇便秘：排便艰难，口淡不渴，体胖苔白、舌滑，即使有便意，也难以排出，伴有乏力气短或头晕心悸或腰膝酸冷。

🔍 饮食调养原则

饮食以清淡为主，多吃韭菜、芹菜、白菜等富含纤维的食物，预防便秘。避免辛辣刺激的食物。日常多吃一些绿叶蔬菜和水果，如竹笋、桃、黑枣等蔬果，所有的谷类以及豆制品，还有没有经过加工的果汁。

保持充足的水分。每天早晨空腹喝一杯开水或凉白开，可以刺激肠道蠕动，有利于排便。每天至少要喝1 000毫升的水。用水冲调蜂蜜喝，具有润肠通便的效果。

不要吃太饱。吃得太多会加重肠胃负担，渐渐地导致肠胃运作能力变弱，从而引发便秘。容易便秘的人应该尽量避免吃大餐，以免扩张消化道，加重便秘。同时也应该尽量避免食用容易排气的食物，例如豆类、菜花、甘蓝菜等。

🔍 护理提示

养成定时排便的良好习惯。不论有没有便意，在早晨起来时、早餐后及临睡前都应按时去厕所，时间久了就会养成按时排便的习惯。

适当运动。运动可以促进血液循环和肠道蠕动，孕妇不应久坐不动，要多散步，可以每天早上和晚餐后进行散步，有条件的孕妇还可以适当进行瑜伽、腹部按摩。

保持轻松的心情。在紧张和压力太大的时候，孕妇的肠胃也会减慢蠕动。所以，孕妇一定要保持轻松的心情。

推荐食物

| 芹菜 | 香蕉 | 粗粮 | 草莓 |

禁忌食物

| 辣椒 | 咖啡 | 胡椒 | 花椒 |

忌食包括大蒜、酒在内的所有温热辛辣刺激物，以免加重病情

松仁玉米

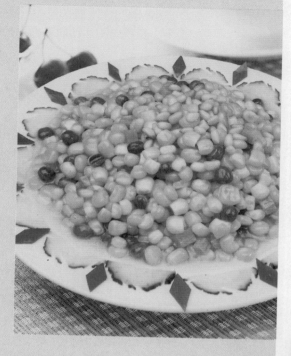

主料 玉米粒400克，熟松子仁、胡萝卜、青豆各25克。

配料 盐、白糖、水淀粉、油各适量。

做法

1. 胡萝卜洗净，切丁；青豆、玉米粒均洗净焯水，捞出沥水。

2. 油锅烧热，放入胡萝卜丁、玉米粒、青豆炒熟，加入盐、白糖炒匀，用水淀粉勾芡后装盘，撒上松子仁即可。

功效解读 本品能促进肠道健康。其中的玉米富含膳食纤维，具有刺激胃肠蠕动、加速粪便排泄的特性。

玉米笋炒芹菜

主料 芹菜250克，玉米笋100克。

配料 红甜椒、姜、蒜各10克，盐3克，味精、鸡精各2克，水淀粉5克，油适量。

做法

1. 玉米笋洗净，从中间剖开一分为二；芹菜洗净，切段下入沸水锅中焯水，捞出沥干。

2. 炒锅置大火上，下油爆香姜、蒜、红甜椒，再倒入玉米笋、芹菜一起翻炒均匀，待熟时，下入调味料调味，以水淀粉勾芡即可。

功效解读 玉米笋是高膳食纤维蔬菜，可以促进肠胃蠕动，促进排便；芹菜可刺激肠道蠕动。

孕期抽筋即孕期下肢肌肉痉挛，一般是小腿肚和脚部肌肉发生疼痛性收缩，孕期任何时期都可能出现，通常发生在夜间，可能伸个懒腰，脚底、小腿或腹部、腰部肌肉就抽筋了。怀孕期间走太多路、站得太久，都会令小腿肌肉的活动增多，引起腿部痉挛。

🔍 症状表现

孕妇怀孕五个月之后，非常容易发生抽筋现象。孕期抽筋一般发生在晚上和早晨，多为小腿肚或脚部肌肉发生疼痛性的收缩。抽筋的时候肌肉疼痛、触摸发硬而紧张，在受波及的部位肉眼可见到肌肉块或肌肉变形。一般发生突然，而且剧烈，但是持续的时间不长，只有几分钟。

🔍 饮食调养原则

抽筋是缺钙的表现。从怀孕第五个月开始，孕妇就应及时地补充钙质，每天应保证 1500 毫克钙的摄入量。在饮食上，孕妇应多吃富含钙质的食物，如牛奶、虾、豆腐、骨头、蛋、杏仁、芝麻等。

孕妇还可以适量服用钙片、维生素 B_1 来保证摄入充足的钙质。皮肤在经阳光照射后够合成维生素 D，所以，孕妇还要经常外出散步、晒太阳。

🔍 护理提示

注意休息。避免长时间站立或走路，减轻双脚的负担。休息时采用左侧卧位，不要突然伸腿，要加强腿部保暖，切忌长时间站立、行走。

避免着凉。当孕妇的小腿着凉后，其腿部肌肉极易出现痉挛性抽筋。因此，孕妇应做好腿脚的保暖工作。睡前可用热水袋温暖被褥，用热水泡脚，以缓解腿部肌肉受到的刺激。

避免劳累。当孕妇长期奔波或做一些剧烈运动时，孕妇腿部肌肉长期处于紧张状态中，会导致体内产生很多酸性代谢产物（如乳酸），进而引发抽筋。因此，孕妇最好不要从事体力劳动。

按摩。抽筋发作时，可按摩抽筋部位的肌肉，使其缓解，或慢慢将腿伸直，使痉挛缓解。

推荐食物

| 牛奶 | 坚果 | 虾仁 | 豆制品 |

禁忌食物

| 可乐 | 咖啡 | 苋菜 | 苦瓜 |

菠菜、竹笋、茭白、油脂类食物、盐分高的食物也应忌食

南瓜虾皮汤

主料 南瓜400克，虾皮20克。

配料 食用油、盐、葱花各适量。

做法

1. 南瓜洗净切块。
2. 食用油爆锅后，放入南瓜块稍炒，加盐、葱花、虾皮，再炒片刻。
3. 添水煮熟，即可吃南瓜喝汤。

功效解读 这道汤补钙效果显著。其中的虾皮钙含量尤为丰富，且易被人体消化吸收，是孕妇补钙的理想食品。

草菇虾米豆腐

主料 豆腐、草菇各150克，虾米20克。

配料 香油5毫升，白糖3克，盐2克，油适量。

做法

1. 草菇洗净沥水切片，入油锅炒熟，出锅晾凉；虾米清洗干净，泡发，捞出切成碎末。
2. 豆腐放入沸水中烫一下捞出，放碗内晾凉，沥水，加盐，将豆腐打散拌匀；将虾米撒在豆腐上，加入白糖、盐和香油搅匀后装入盘内，摆上草菇片即可。

功效解读 豆腐营养价值较高，虾米富含蛋白质，二者同食可有效预防孕妇抽筋。

孕期水肿的表现及其护理

怀孕后，由于毛细血管的通透性增加，使毛细血管缺氧，血浆蛋白及液体进入组织间隙导致水肿，主要在肢体、面目等部位发生水肿，称妊娠水肿。如在孕晚期，仅见脚部水肿，且无其他不适者，可不必作特殊治疗，多在产后会自行消失。

🔍 症状表现

怀孕后，肢体、面目发生肿胀，先从下肢开始，逐渐蔓延，伴随尿量减少、体重增加。脾虚型表现为妊娠数月，面目、四肢水肿或遍及全身，伴胸闷气短、口淡无味、食欲不振、大便溏薄、舌质胖嫩、苔薄白或腻、苔边有齿痕或脉缓滑无力。肾阳虚型表现为妊娠数月，面浮肢肿，尤以腰以下为甚。

🔍 饮食调养原则

多吃一些利尿的食物，有助于维护肾脏功能的正常运行，比如赤小豆、芹菜、苹果、柑橘、冬瓜、茼蒿、西瓜等。

多吃富含维生素C和维生素E的食物也可以有效预防水肿，如柑橘、土豆、番茄、小麦胚芽油、葵花籽、甜玉米、腰果等。

不要摄入过多的盐分，少吃或不吃难消化和易胀气的食物。

🔍 护理提示

避免过于肥胖。肥胖的孕妇，或者体重增长过快的孕妇最容易出现水肿现象，因此，孕妇应当尽量避免过于肥胖，在保证饮食均衡、营养全面的基础上，少吃高脂、高糖食品。

适当运动。每天坚持做轻松的腿部运动，消除紧张感，促进血液循环，平时做一些简单的足部运动。散步是一种不错的运动方式，在散步的时候小腿肌肉会收缩，可以促使静脉血液更好地回流到心脏。此外，如果可以，游泳也是不错的选择。

按摩。按摩可以促进血液循环，有效缓解水肿。按摩的时候要从脚到小腿向上按摩，力度不要过重。

泡脚。用热水泡脚，把脚抬高，有利于下肢静脉中的血液回流到心脏，减轻水肿带来的不适。

推荐食物

| 鲤鱼 | 鲫鱼 | 冬瓜 | 赤小豆 |

禁忌食物

| 肥肉 | 咸鱼 | 咸鸡蛋 | 豆腐乳 |

火腿、燕麦、白酒、咖啡、胡椒、花椒等食物也要少食

番茄豆腐鲫鱼汤

主料 鲫鱼1条，豆腐50克，番茄40克。

配料 盐3克，葱段、姜片各3克，香油5毫升。

做法

1. 将鲫鱼洗净；豆腐切成块；番茄洗净，切块备用。

2. 净锅上火倒入适量水，调入盐、葱段、姜片，下入鲫鱼、豆腐、番茄煲至熟，淋入香油即可。

功效解读 本品有利于合理调节体内水的分布，使组织中的水分回流进入血液循环，从而达到消除水肿的目的。

蒜薹炒鸭片

主料 鸭肉300克，蒜薹80克。

配料 盐3克，味精1克，酱油、料酒各5毫升，淀粉少许，油、姜各适量。

做法

1. 鸭肉洗净切片；姜一部分切片，一部分挤出姜汁，与酱油、淀粉、料酒拌入鸭片备用。

2. 蒜薹清洗干净切段，下油锅略炒，加盐、味精炒匀备用。

3. 姜片放入油锅爆香，倒入鸭片小火炒散，改大火，倒入蒜薹，加盐、水炒匀即可。

功效解读 本品具有滋补、养胃的作用。

妊娠期出现腰酸腹痛、胎动下坠，或阴道少量流血，称为胎动不安。多由气虚、血虚、肾虚、血热或外伤使冲任不固，不能摄血养胎或其他因素损动胎元、母体而致。孕妇起居不慎导致跌倒或闪挫、过于辛劳等，均可导致气血紊乱、胎动不安。

症状表现

怀孕以后，先感胎动下坠，腰酸腹痛或坠胀不适，继而阴道有少量出血。胎动不安是临床常见的妊娠病之一，经过安胎治疗，腰酸、腹痛消失，出血迅速停止，多能继续妊娠。若是因胎元有缺陷而致胎动不安，则胚胎不能成形，故不宜进行保胎治疗。

饮食调养原则

孕妇要注意选食富含各种维生素及微量元素、易于消化的食品，如各种蔬菜、水果、豆类、蛋类、肉类等。合理搭配饮食，均衡营养非常重要。

不吃油炸品，油炸的食品中含有的脂肪酸会影响到体内激素的分泌，影响睡眠质量，影响胎像。不吃寒凉食物，如冷饮、冰激凌等，少吃凉菜，避免子宫受刺激。少吃容易导致过敏的食物，如海鲜类。

护理提示

生活规律。孕妇一定要养成良好的生活习惯，作息要有规律，最好每日保证睡够 8 小时，并适当活动。

保持心情愉快。孕妇要注意调节自己的情绪，尽量保持心情舒畅，避免各种不良刺激，消除紧张、烦闷、恐惧心理，尤其不能大喜大悲、大怒大忧。

避免过度劳累。当劳累过度或腹部受到很大压力时，胎儿也会变得焦躁不安，并伴随较大的动作。当孕妇感觉胎动有所加剧时，就要小心翼翼地行走、拿东西，避免剧烈运动或搬运重物造成意外。

谨慎对待性生活。对有自然流产史的孕妇来说，妊娠 3 个月以内、7 个月以后应避免性生活，习惯性流产者在此期间应严禁性生活，并定期进行产检，以便及时发现和处理妊娠中的异常情况。

推荐食物

| 猕猴桃 | 艾叶 | 核桃仁 | 鸡蛋 |

禁忌食物

| 咖喱 | 辣椒 | 白酒 | 山楂 |

蒜、胡椒、肉桂、桃子、田螺、蟹、荠菜、兔肉、雀肉、甲鱼也不适宜胎像不稳的孕妇食用

枸杞山药牛肉汤

主料 鲜山药200克，牛肉125克，枸杞子10克。

配料 盐3克，香菜末3克。

做法

1. 将山药去皮，洗净切块；牛肉洗净，切块汆水；枸杞子洗净备用。

2. 净锅上火倒入水，调入盐，下入山药、牛肉、枸杞子煲至熟，最后撒入香菜末即可。

功效解读 这道汤菜酥软、汤香美，含有丰富的维生素C、铁、蛋白质等营养成分，滋补养人，有助于提高机体抗病能力。

莲子龙骨鸭汤

主料 鸭半只，莲子、莲须各100克，蒺藜子、龙骨、牡蛎各10克，芡实50克。

配料 盐3克。

做法

1. 将蒺藜子、莲须、龙骨、牡蛎放入棉布袋，扎紧；鸭肉放入沸水中汆烫，捞起冲净，切块；莲子、芡实冲净，沥干。

2. 将以上所有材料一起放入煮锅，加1 500毫升水以大火煮开，转小火续煮40分钟，加盐调味即可。

功效解读 本品具有补中益气、补血安胎的功效。

妊高症（即妊娠高血压）是妊娠期妇女特有的疾病，以高血压、水肿、蛋白尿、抽搐、昏迷、心肾功能衰竭甚至母子死亡为特点。目前，对妊高症的致病原因仍不能十分确定，但年龄小于等于 20 岁或大于 35 岁的初孕妇，或营养不良的孕妇等患该病的概率要高于其他人。

🔍 症状表现

主要病变是全身性血管痉挛，而其中痉缩的结果会造成血液减少。临床常见的症状有：全身水肿、恶心、呕吐、头痛、视力模糊、上腹部疼痛、血小板减少、凝血功能障碍、胎儿生长迟滞或胎死腹中。

🔍 饮食调养原则

患有妊娠高血压的孕妇，一定要保证充足的蔬菜和水果的摄入量，以保证摄入多种维生素和纤维素，这样可以防止便秘、降低血脂，对妊娠高血压非常有利。一般来说，孕妇每天要摄入 500 克左右的蔬菜、200 ~ 350 克的水果。

🔍 护理提示

孕妇在妊娠期间，要定时做相关检查，包括测血压、查尿蛋白、测体重等，特别是 20 周到 32 周期间，是妊娠高血压最易发生的时候，一定要每周进行相关检查，密切观察有无水肿现象，一旦发现要尽早采取措施，轻度的妊娠高血压比较容易治疗和控制，一旦发展严重，不仅不易治疗，而且对孕妇和胎儿的危害更大。

孕妇在妊娠期间要注意休息和饮食的营养，避免处于强光、噪声的环境下。在饮食上，要保证充足的营养，注意维生素和蛋白质的摄入，减少盐的摄入量。

如果孕妇有异常情况，一定要及时补救，如贫血、下肢水肿等，要及时采取措施，如卧床休息，补充铁元素等。如果血压过高还要遵照医嘱服用降血压的药物。

曾经有过肾炎、高血压等疾病或者以前怀孕时患过妊娠高血压综合征的孕妇是妊娠高血压的高发人群，要在医生的指导下采取有效的预防和监护措施。

如果患妊娠高血压的孕妇需要使用降压药，一定要通过医生的指导，切忌不能擅自用药，否则十分危险。

推荐食物

芹菜	茼蒿	胡萝卜	鲫鱼

禁忌食物

红薯	辣椒	胡椒	黄豆

盐分含量比较高的食物也不宜吃

香菇烧山药

主料 山药150克，香菇100克，板栗、油菜各50克。

配料 盐、水淀粉、味精、油各适量。

做法

1. 山药洗净切块；香菇洗净。

2. 板栗洗净，加水煮熟，去壳；油菜择洗干净，过沸水烫熟，摆盘备用。

3. 热锅下油，放入山药、香菇、板栗爆炒，调入盐、味精，用水淀粉收汁，装盘即可。

功效解读 本品具有开胃消食、降血压的功效。

西芹鸡柳

主料 鸡肉300克，西芹250克，胡萝卜200克。

配料 姜片、蒜片各适量，料酒5毫升，鸡蛋1个，盐、淀粉、香油、油各少许。

做法

1. 胡萝卜洗净，切成片；鸡肉洗净切条，加入鸡蛋清、盐、淀粉拌匀，腌15分钟备用。

2. 西芹洗净切菱形略炒，盛出。

3. 锅烧热，下油，爆香姜片、蒜片、胡萝卜，加入鸡柳和料酒等调味料，放入西芹，勾芡炒匀，淋上香油装盘即成。

功效解读 本品有降压利尿、增进食欲、健胃等作用。

产后出血的表现及其护理

胎儿娩出后24小时内阴道流血量超过500毫升便被称为产后出血，多发生于胎儿娩出至胎盘娩出和产后2小时内，是分娩严重并发症。产后出血原因较多，其中子宫收缩乏力约占产后出血的70%。产妇贫血、妊高症等均可影响宫缩。

🔍 症状表现

产后出血的临床表现与流血量和速度有关，出血量在500毫升以下，健康产妇可能无明显症状，但贫血者则可较早表现出症状。早期表现为头晕，口渴，脉搏、呼吸加快，若未及时处理，紧接着出现面色苍白、四肢冰凉潮湿、脉搏快而弱、呼吸急促、意识模糊、昏迷等严重休克症状。

🔍 饮食调养原则

产妇大量失血会引起贫血症候群，长期服药会产生副作用，因此要首选食疗。美味的食物不仅可以促进产妇的食欲，还可以在不知不觉中补充铁质。产妇可以多吃黑木耳、紫菜、发菜、荠菜、黑芝麻、莲藕粉等补血的食物。

产妇也可以多吃具有益气生血作用的药膳，还要适当吃一些具有益气生血作用的食物。

🔍 护理提示

观察产后的出血量。一般来说，产后出血量大于500毫升即可判断为产后出血。产后出血的原因有很多，一般在产后2小时之内最容易发生，需要留在产房内继续观察。即使之后转移到普通病房，产妇自己或家人也要继续观察出血量。

休息充分。要让产妇保持足够的休息。现在很多产妇和婴儿共处一室，产后3~4小时就可以哺乳，加上婴儿的哭闹会使产妇的休息时间不够，所以尽量为产妇多争取休息时间。产妇的家人可以主动承担家务劳动、帮助照顾孩子。

按摩子宫。这是为了刺激和加强子宫的收缩，达到快速止血的最有效的方法。通常是将双手放在产妇的腹部宫底，拇指放在宫底的前壁上，其余的手指在后壁有节奏地按摩宫底，这样可帮助止血。

推荐食物			
羊肉	狗肉	甲鱼	菠菜

禁忌食物			
咖喱	辣椒	大蒜	西瓜

产后最好不要吃寒凉之物，以免损伤脏腑器官

番茄菠菜汤

主料 番茄、菠菜各150克。

配料 盐少许。

做法

1. 番茄清洗干净，在表面轻划数刀，入滚水汆烫后撕去外皮，切丁；菠菜去根后洗净，焯水，切长段。

2. 锅中加入适量清水煮开，加入番茄煮沸，放入菠菜。

3. 待汤汁再沸，加盐调味即成。

功效解读 本品有滋阴润燥、通利肠胃、补血止血、泻火下气的作用。

菠菜拌核桃仁

主料 菠菜400克，核桃仁150克。

配料 香油、蚝油各5毫升，盐4克。

做法

1. 将菠菜洗净，焯水，装盘；核桃仁洗净，入沸水锅中汆水至熟捞出，倒在菠菜上。

2. 用香油、蚝油、盐调成味汁，淋在菠菜核桃仁上，搅拌均匀即可。

功效解读 本品鲜香脆嫩，有补血止血的功效。菠菜所含的铁质，对贫血有较好的辅助治疗作用；所含的维生素K也有止血的作用，将其搭配核桃仁，营养更丰富，有助于产后恢复。

第五章 十一种孕产期常见病的调理

恶露不绝的表现及其护理

产后恶露持续三周以上仍淋漓不断，称为产后恶露不绝。现代医学所称的子宫复旧不良所致的晚期产后出血，可属该病范围。产妇生产后恶露不绝的原因有很多，如子宫内膜炎，部分胎盘、胎膜残留，子宫肌炎或盆腔感染，子宫肌腺瘤，子宫过度后倾或羊水过多等。

🔍 症状表现

分娩之后，子宫胎膜和胎盘附着物这些坏死蜕膜，会伴随着血液经过阴道排出，这就是产后恶露。正常情况下，恶露会在三周或一个月之内排干净，如果超过这个时间恶露仍不净，表现异常，并伴有腰酸痛、下腹坠胀疼痛，有时可见发热、头痛、关节酸痛等，即是恶露不绝。

🔍 饮食调养原则

产妇的饮食应该以清淡为主，避免食用生冷、辛辣、油腻的食物。多吃有活血化淤作用的食物，如山楂、桃子、醋、料酒等。如效果不佳，还要在日常膳食中加入一些有活血化淤功效的药物熬制成药膳。此外，气血不足也是恶露不绝的重要原因，要多吃有行气作用的食物，如黑豆、海带、紫菜、橙子、柚子等，以增强元气，推动气血流通，加快恶露的排出。

🔍 护理提示

保持阴部洁净。保持阴道的清洁、干燥。产妇每天可以用 1:5 000 的高锰酸钾温开水清洗外阴，经常更换卫生巾和内裤，上厕所时使用比较柔软的消毒卫生纸。

及早下床活动。产后不要长时间地仰卧在床上，应该尽早下床活动。一般情况下，顺产的产妇当天就可以下床活动。第二周之后，就可做一些简单的运动或体操。

及早哺乳。女人分娩后，乳房充血膨胀，要及时进行哺乳。这样有助于乳腺的分泌，促进子宫的收缩、复原，增强恶露排出能力。

合理安排性生活。在产后 42 天之内，最好不要安排性生活。此时子宫内的创面尚未完全修复，易发生产褥期感染。

按时产检。产后一个月左右，无论恶露是否干净，产妇都要到医院做一次全面的产后检查，从而了解身体的恢复情况。

推荐食物			
牛奶	羊肉	桂圆	莲藕

禁忌食物			
绿豆	辣椒	螃蟹	梨

冷饮、大蒜、酒等刺激性较强的食物也不宜多食

五味苦瓜

主料 苦瓜1根。

配料 蒜、香菜、红甜椒各5克,番茄酱、酱油、醋各适量。

做法

1. 将蒜、香菜、红甜椒切碎,放入碗中,再加番茄酱、酱油、醋配成酱料。

2. 将苦瓜洗净,剖开,去瓜瓤,去掉外面一层老皮,用刀削成透明的块。

3. 苦瓜入开水中稍焯烫后取出晾凉,与酱料一起拌匀即可。

功效解读 本品可促进子宫收缩,有助于产妇排出恶露。

肉末烧黑木耳

主料 猪瘦肉300克,黑木耳350克,胡萝卜200克。

配料 蒜苗段15克,盐3克,味精1克,生抽5毫升,淀粉6克,油适量。

做法

1. 猪瘦肉洗净剁末,用生抽、油、淀粉拌匀;黑木耳泡发洗净,撕成片,焯烫后捞出;胡萝卜洗净,切长方块。

2. 锅倒油烧热,下入肉末、黑木耳、胡萝卜翻炒,加入盐、味精,撒入蒜苗炒熟炒匀。

功效解读 本品能活血化淤,有助于排出恶露、补血养气,适合产妇食用。

产后乳汁很少或全无，称为缺乳，亦称乳汁不足。缺乳的发生主要与精神抑郁、睡眠不足、营养不良或哺乳方法不当有关。中医认为，缺乳多因机体脾胃虚弱，产时失血耗气，产生气血津液生化不足、气机不畅、经脉滞涩等因素引起。

症状表现

缺乳的程度和情况不同，有的开始哺乳时不足，以后稍多但仍不充足；有的全无乳汁，完全不能喂乳；有的正常哺乳，突然高热或七情过极后，乳汁骤少，不足以喂养婴儿。乳汁缺少，证有虚实。如乳房柔软，不胀不痛，多为气血俱虚型；若胀硬而痛，或伴有发热者，多为肝郁气滞型。

饮食调养原则

母乳是由产妇体内的营养转化而成的，所以产妇必须摄入丰富的营养。因为不仅要满足产妇自身的需求，还要满足乳汁分泌的需要。所以，产妇应该多吃富含蛋白质的食物。除此之外，所吃食物中还应该有足够的热量、脂肪、钙、铁、维生素等营养元素，以满足婴儿对各营养素的需求。为了能够充分地补充这些营养元素，产妇不能挑食，否则就会影响乳汁的质量。

护理提示

早接触，早吸吮。婴儿在出生后的半个小时内要和产妇进行一次亲密的皮肤接触，通过这种接触，可以刺激乳汁的产生，增进产妇和婴儿之间的感情。

预防乳头皲裂。产妇在哺乳时应尽量让婴儿吸吮乳晕的大部分。因为乳晕下面是乳汁最集中的地方，婴儿的吸吮可以将乳汁吸出。这样婴儿吃奶会更加省力，也可以达到保护乳头的作用，是预防乳头皲裂的最有效的方法。同时，每次喂奶的时间不要超过20分钟，如果乳头长时间浸泡在婴儿的口腔中容易损伤乳头皮肤。

每天清洁乳房。清洁时先露出一侧的乳房，把小毛巾浸水之后抹上肥皂，按照顺时针的方向擦洗乳房，并且从乳头开始向根部擦洗整个乳房。擦洗的时候动作一定要轻，然后再用湿毛巾将肥皂擦洗干净。

推荐食物

| 鲫鱼 | 鲤鱼 | 猪蹄 | 花生 |

禁忌食物

| 辣椒 | 花椒 | 大蒜 | 咖喱 |

酒、浓茶、韭菜、麦芽、生枇杷叶、麦乳精等食物会导致回奶，应禁食

黄豆猪蹄汤

主料 猪蹄半只,黄豆45克。

配料 盐适量,青菜、枸杞子各少许。

做法

1. 将猪蹄洗净,切块后余水;黄豆用温水浸泡40分钟备用;青菜、枸杞子洗净。
2. 净锅上火倒入水,调入盐,下入猪蹄、黄豆、青菜、枸杞子以大火烧开。
3. 水开后转小火煲60分钟即可。

功效解读 此汤集合了黄豆的膳食纤维与猪蹄的胶原蛋白,既营养又不油腻。特别是猪蹄,含有丰富的胶原蛋白,有补虚养身、养血通乳的作用。

花生莲子炖鲫鱼

主料 鲫鱼250克,花生米100克,莲子30克。

配料 盐少许,葱、姜、香菜各3克,食用油适量。

做法

1. 将鲫鱼宰杀,清洗干净;花生米、莲子清洗干净备用。
2. 炒锅上火,倒入食用油、葱姜爆香,下入鲫鱼煎炒,倒入水,调入盐,下入花生、莲子煲至熟,撒香菜即可。

功效解读 此汤有花生特有的香味,又有鱼肉鲜美的味道,可以补血、促进乳汁分泌,还可以利脾胃、强筋骨,对产妇很有好处。

产后腹痛包括腹痛和小腹痛，以小腹疼痛最为常见。主要是因分娩时失血过多，冲任空虚，胞脉失养，或因血少气弱，运行无力，以致血流不畅，迟滞而痛，或起居不慎，寒邪入侵胞脉而致。

症状表现

腹部疼痛剧烈，而且按之有结块，恶露不肯下，或疼痛夹冷感，热痛感减轻，恶露量少，色紫有块。兼见头晕目眩，心悸失眠，大便秘结，舌质淡红，苔薄，脉细弱。产后出现的下腹阵发性疼痛，难以忍受，或腹痛绵绵，持续不断，不伴寒热等症者，可诊断为产后腹痛。

饮食调养原则

营养要全面，很多营养不良的产妇特别容易出现危险情况，充足而全面的营养是产妇和婴儿健康的保证。

不吃寒凉之物。产后腹痛多是因为体内有淤血或寒气的缘故，饮食上不宜吃生冷食物，如凉菜、凉白开、冷饮等。要多吃温热活血之物，如羊肉、山楂、红糖、红小豆等。

不吃易胀气的食物，如红薯、黄豆、蚕豆、零食、牛奶等，否则会加剧腹痛。

护理提示

注意保暖。产妇在产后一般都会气血两虚，身体对外界的适应能力会下降，表现为怕冷怕风，易患感冒，关节冷痛，稍微受寒便腹痛或者刺痛。因此，产妇要做好保暖措施，在洗澡、洗头时要用温水，避免身体被冷风吹，避免出汗。

热敷和按摩。用热水袋或温热毛巾敷于腹痛部，每天早晚热敷一次，有助于活血化淤、改善腹痛之症。

愉快的心情也是很重要的。如果产妇脾气暴躁、易怒、易冲动，也很容易出现不良情况。因此，产妇一定要保持愉快的心情。

注意休息。过度劳累很容易导致产妇出现危险情况，有可能会出现腹痛并发症。家人要为产妇提供一个相对安静、舒适的环境，以免人多嘈杂的环境刺激产妇，加重其腹部不适。

推荐食物			
瘦肉	山楂	阿胶	红枣

禁忌食物			
红薯	海参	蚕豆	苦瓜

黄豆、豌豆、牛奶、白糖等食物也不适合腹痛的产妇食用

鸽肉莲子红枣汤

主料 鸽子1只，莲子60克，红枣25克。

配料 姜5克，盐3克，油适量。

做法

1. 鸽子洗净，剁成块；莲子、红枣泡发洗净；姜切片。
2. 将鸽肉块下入沸水中氽去血水，捞出。
3. 锅上火加油烧热，用姜片爆锅，下入鸽肉块稍炒后，加适量清水，下入红枣、莲子一起炖至熟，调入盐即可。

功效解读 鸽肉可以促进人体内蛋白质的合成，加快创伤愈合，有助于促进产妇身体恢复。

党参生鱼汤

主料 鱼1条，党参20克，胡萝卜50克。

配料 姜5克，葱、盐、油各适量，鲜汤200毫升。

做法

1. 党参润透，切段；胡萝卜洗净，切块。
2. 鱼洗净切段，下油中煎至金黄。
3. 另起油锅，烧至六成热时，下入姜、葱爆香，再下鲜汤及以上材料，烧开，调入盐即成。

功效解读 鱼肉富含蛋白质、碳水化合物、钙、磷、锌等营养成分，有补体虚、健脾胃的作用。其与党参煲制的汤色如牛奶，味鲜可口，能健脾醒胃、补虚养身，从而促进身体脏腑功能的恢复。

产检即对孕妇的身体健康状况进行检查。通过产检，医生可对孕妇的身体及胎儿发育的信息有最准确的了解，从而根据个体的不同，安排个性化的生产指导和服务，确保孕妇和胎儿的健康。

孕期产检时间表

产检次数	产检时间	产检项目	注意事项
第一次产检	第12周	体重、身高、血压、宫高、腹围、四肢水肿情况、胎心	重点产检项目： 1. 量体重和血压；2. 身体各个部位检查；3. 听胎儿心跳；4. 检查子宫大小；5. 抽血；6. 验尿；7. "胎儿颈部透明带"筛查
第二次产检	13~16周	称体重、量血压、问诊及听胎儿的胎心音。16~18周，抽血做唐氏综合征筛检	注意体重增加的幅度，每周增加不宜超过500克
第三次产检	17~20周	详细超音波检查、首次胎动、假性宫缩的出现。第20周做超声波检查	第一次胎动，第一胎一般会出现在18~20周，第二胎一般出现在16~18周
第四次产检	21~24周	第24周做妊娠糖尿病筛查	只要有2次以上血液指数高于标准值，就代表孕妇有妊娠糖尿病，要采取饮食及注射胰岛素的方法来控制，不可通过口服药物治疗
第五次产检	25~28周	乙型肝炎抗原、梅毒血清试验、风疹	如果孕妇的乙肝两项指标呈阳性，生产时一定要将此情况反映给小儿科医师，让婴儿在出生后24小时内注射疫苗
第六次产检	29~32周	下肢水肿、子痫前症的发生、预防早产	从30周之后，每两周检查一次

产检次数	产检时间	产检项目	注意事项
第七次产检	33～35周	超声波检查、评估胎儿体重，第34周时做一次详细的超声波检查	日常注意预防水肿
第八次产检	第36周	常规检查即可	从本周开始，每周检查一次为佳，持续监视胎儿的状态
第九次产检	第37周	注意胎动	不可摄取过量的盐分
第十次产检	38～42周	胎位固定、胎头下来、准备生产、考虑催生	做好随时生产的准备，超过42周之后仍无分娩迹象，考虑使用催产素

🔍 关于产检最常见的四个问题

➲ **什么是常规项目检查？** 即每次产检都要进行的检查。产检项目包括体重、血压、水肿、尿糖、尿蛋白、胎儿心跳、子宫大小。除了常规检查，还包括特殊项目的检查，如ABO血型、Rh血型、梅毒血清试验、风疹病毒抗体、B型肝炎、唐氏综合征筛检、妊娠糖尿病筛查等，这些项目要在特定的孕周进行。

➲ **我没有按时检查，该怎么办？** 如果没有按时检查，对妊娠并发症及胎位、胎儿异常等情况就不能及时发现，可能会造成难产，或者影响母婴健康。如果中间漏掉一两次检查，应尽快到医院检查，并向医生说明没有检查时发生过的一切情况，如是否腹痛、有无阴道出血等。

➲ **第一次产检要准备哪些工作？** 除了配合医生做常规检查之外，还要弄清楚自己的直系亲属及丈夫家族人员的健康情况，主要弄清楚家族人员是否患有高血压、精神病、糖尿病、肾炎，及是否有过双胞胎、多胞胎、畸胎等情况，将这些情况及自己的病史、以往孕产史如实告诉医生。

➲ **为什么一定要做超声波检查？** 超声波检查即B超检查，有辐射作用，滥用易致畸，但却不能忽视超声波检查。因为它在诊断胎儿畸形、发育异常及胎盘、脐带、羊水的病变中能发挥重要作用，是必不可少的检查项目。一般整个孕期只进行三次B超检查，只要按照医生的吩咐，一般对胎儿影响不大，切忌滥用。

良好的生活起居习惯有助于胎儿的正常发育，规律的生活方式也是一种有益的胎教。因此，孕妇要对整个妊娠期的生活起居制订一个详细的细则，每天按照细则行事，养成有规律的妊娠生活。

孕月	基本起居原则	注意事项
孕1月	每天至少保证8小时的睡眠时间。 保持愉悦的心情，可以通过看书、听歌等方式来放松心情。 禁止性生活。 穿宽松、舒适的棉质衣物。 不能再穿高跟鞋。 改掉抽烟喝酒等习惯，尽量避免食用生冷辛辣的食物。	本月要注意远离手机、电脑、电磁炉等高辐射的物品。孕妇每周在电脑前工作时间超过20个小时，就很有可能导致流产，也很有可能造成胎儿发育不完全或者畸形。
孕2月	着手准备产前保健，选择专门的医生和医院。 尽量少到人多的场合，避免传染病。 放松精神，多休息。 多喝水，多吃水果，补充优质蛋白。 确保室内通风良好。 将常用物品放到易够着的地方。 及时检查，避免宫外孕。	本月要注意阴部清洁。此时孕妇体内新陈代谢旺盛，阴道上皮细胞及宫颈腺体分泌旺盛，阴道分泌物较平常多。孕妇若不注意保持阴部清洁，阴道和尿道就会容易受到感染。
孕3月	不要进行剧烈的运动，也不要搬运重物和进行长距离的旅行。 保证充足的睡眠时间。 准备一些零食缓解早孕反应。 工作上不要勉强自己，多和同事、领导沟通，让他们理解你的处境。 如果下腹疼痛或者有少量出血，应该立刻休息，并及时联系医生。	本月之后孕妇体形发生变化，肚子慢慢变大，体重增加，重心前移，孕妇需要改变身体的姿势来保持身体的平衡。
孕4月	每天都要保证充足的睡眠时间。 选择棉质、宽松的内裤，常换洗。 做好乳房护理。 保持头发洁净，不染发、不烫发。 穿低跟鞋、宽松衣服。 坚持适当做一些家务，并进行一些体育锻炼。 保持愉悦的心情。	本月之后，不要长时间地坐着，孕妇每天持续坐两个小时后就应站起来活动一下。孕妇若需要坐长途的飞机或火车，则坐立一个小时后就应站起来活动活动。

孕月	基本起居原则	注意事项
孕5月	要经常开窗户，保证居室良好的通风状况。 保持轻松愉悦的心情，尽量不要激动、哀伤、悲痛。 多欣赏一些优美动听的音乐。 每天至少睡足8个小时，白天午睡1个小时。 选择合适的乳罩托起逐渐变大的乳房。	本月之后，孕妇洗澡应采用淋浴的方式，不要盆浴或坐浴。洗澡时孕妇不应用力擦拭乳房，避免引发早产。
孕6月	到医院进行常规孕检，尤其要做妊娠期糖尿病筛查。 不要长时间地站立或蹲坐，要注意多休息。 在上下楼梯和走路时要十分小心。 睡前将窗户打开10~15分钟。 白天要注意去室外晒太阳。	本月要保证睡眠时间。每天最低不能少于8个小时，午睡要保证1个小时。注意劳逸结合，定期进行活动。
孕7月	每两周做一次产检。 多摄取高蛋白的食物，如肉、蛋、奶等。 采取左侧卧的姿势睡觉。 孕妇应及时观察自己的身体，预防水肿。 每周称一次体重，观察体重的变化。 每天早晚测量一次血压。	本月之后避免长时间地站立，否则逐渐增大的子宫压迫着腔内静脉，阻碍下肢静脉的血液回流，孕妇十分容易发生腿部静脉曲张或者会阴静脉曲张。
孕8月	增加一项盆骨测量的检查。 孕妇开始护理自己的乳房和乳头。 如果孕妇一直在工作，本月就可以考虑停止工作，回家待产了。 孕妇只能做一些简单的缓慢的运动。 孕妇要适当增加不饱和脂肪酸的摄入。	从本月起，孕妇的身体越来越笨重，孕妇身体上各种不适的症状开始出现或者加重，比如水肿、静脉曲张等。因此，孕妇不宜过度频繁运动。
孕9月	孕妇产检频率改为每周一次。 孕妇要做好随时生产的准备，将住院要用的东西准备齐全。 孕妇居住的环境要保持整洁，保持居室的空气流通，预防母婴缺氧。 孕妇要转移注意力，缓解自己的急躁情绪。	本月可做一些有助分娩的孕妇体操。孕妇体操可增强孕妇腹部、背部及骨盆肌肉张力，防止腰背部的疼痛，缓解孕妇疲劳，帮助孕妇更好地生产。
孕10月	孕妇应谨慎地活动，尽量不要长时间地站着。 在洗澡时，要有家人陪护，避免摔倒。 孕妇不要单独外出，也不要长时间待在室外。 保证充足的休息，并密切关注自己的身体变化，做好随时分娩的准备。	本月做好产前心理准备。不宜产生悲伤、害怕等情绪，否则会导致体内血液中有害神经系统与心血管系统的化学物质增多，诱发胎儿唇腭裂或早产。

新生儿指出生一个月以内的婴儿。在这一个月内，小家伙光溜溜的，除了吃奶、睡觉和啼哭，什么都不会表达。家人要认真观察，通过他的各项生理指标和生理特点来了解他的健康状况及喜怒哀乐。

新生儿的生理特点

外观特点　①皮肤，新生儿的皮肤上会出现胎脂、黄疸和水肿等现象，这些都是正常的现象，会随着新生儿的发育而逐渐消失。还有很多胎儿的背部、臀部、腰部等部位的皮肤上会出现青记、红斑等"胎记"。②眼睛，产后的第一天眼睛紧闭，有时会睁开一只眼睛。难产出生的新生儿在球结膜的下边会出血，但几天后会消失。③鼻子，新生儿的鼻梁很低，并且很容易发生弯曲和歪斜，但并不会影响鼻子的外观。④口腔，新生儿的口腔黏膜非常柔软，在4～6周之后会在口腔的上腭长出黄白色的小点，俗称马牙，等到出生1～2个月之后就会自动脱落。⑤耳朵，耳朵的外形、大小以及坚硬度受到遗传因素的影响，一般耳软骨较硬的新生儿成熟度较高。⑥胸部，呈圆柱形，在和左边的肋软骨交接的地方会出现串珠。在出生后的4～7天会出现乳腺增大，2～3周之后就会消退，不要用手挤压。⑦生殖器，新生儿出生后会出现不同程度的阴囊和阴部的

水肿现象，几天后会自动消失。如果是男孩，两边的睾丸会下降；如果是女孩，自出生5～7天后会有黏液从阴道中流出，颜色鲜红，会持续两周，这就是俗称的"假月经"。

呼吸特点　新生儿的呼吸运动是靠膈肌的升降来完成的，比较浅显，但是呼吸的频率非常快，可以达到40次/分钟，和成人的呼吸量大致相等。

在出生后的前两周，新生儿的呼吸频率变化很大，父母不必为此担心。但是，如果婴儿的呼吸少于20次/分钟，或是大于80次/分钟就应该及时就医。

睡眠特点　新生儿每天的睡眠时间会在20个小时以上，随着时间的推移，他每天的睡眠时间会减少到16～18小时。

新生儿一般采用仰卧的姿势睡觉，对他们来说这种姿势是最舒服的，而且他们的睡眠时间不分昼夜。

体温特点　新生儿出生后体温先是下降，然后慢慢回升，在24小时之内，体温会达到甚至超过36℃。此时最适合新生儿的环境温度被称为中性温度。

当外在的环境温度超过了新生儿自身调剂的范围，就会导致新生儿的体温过高或过低。

体态特点　新生儿的神经系统尚未发育完善，当新生儿的头部受到刺激之后，全身都会发生反应。

在清醒的时候，新生儿始终双手握拳，四肢屈伸，做出一副防卫的姿态。

受到刺激之后，新生儿的四肢会突然伸直并全身抖动。

泌尿特点　新生儿的肾脏还没有发育成熟，所以每次的排尿量会很少，但是排尿

次数很多，通常是每天20次左右，有的新生儿甚至每十几分钟或半个小时就要排尿一次。

⊙ **循环特点**　一般新生儿的心率波动范围很大。产后24小时内可达到85~145次/分钟。

产后一周会在100~175次/分钟之间波动。产后一个月内甚至会在115~190次/分钟之间起伏。

新生儿正常的尿液颜色是微黄色，不会染在尿布上，很容易被清洗干净。如果尿液颜色太深，染在尿布上不宜被清洗，就应马上去做尿液检查。

⊙ **血液特点**　新生儿的血液特点和脐带结扎的时间有关。如果在5分钟后结扎脐带，则新生儿的血容量会从78毫克/千克上升到126毫克/千克。

此外，新生儿的血象也和脐带结扎的时间相关。结扎较晚的新生儿的红细胞数量较高，白细胞的数量则会在3天内高达18×10^9个/升，但是之后就会逐渐下降。

⊙ **大便特点**　新生儿在出生后的12个小时之内会排出墨绿色的大便，即胎便。胎便在开始哺乳后的3~4天内就可以排干净，大便的颜色会逐渐变成黄色。通常情况下，进行母乳喂养的新生儿大便较多，一天排便3~5次。有的新生儿甚至在每次喂奶之后都会有大便排出，会偶尔出现黏液或绿色大便。但是，只要新生儿的喝奶和睡眠正常就不必担心。

新生儿的身体和功能发育还没有完全成熟，父母不能将他与一般儿童同等对待。了解新生儿的体格标准，要从体重、身长、头围、胸围四方面来考虑。

新生儿的体格标准		
项目	**出生时**	**满月时**
体重	2.5~4千克	男婴平均约5.03千克，女婴平均约4.68千克
身长	48~53厘米	男婴平均约57.06厘米，女婴平均约56.17厘米
头围	33~34.5厘米	男婴平均约38.43厘米，女婴平均约37.56厘米
胸围	平均约32厘米	男婴平均约37.88厘米，女婴平均约37.00厘米

婴儿环抱式

　　子宫这块神圣之地的受损跟分娩不当有着密切的关系，而母乳喂养的产妇，因婴儿吸吮会使体内释放出催产素，刺激子宫收缩，会加重产后疼痛。婴儿环抱式可以有效锻炼大腿根部及下腹，按摩骨盆内器官，促进子宫正常收缩，使子宫恢复到原来的位置。

1. 仰卧，双腿双脚伸直并拢，双手贴地，自然放于体侧。

2. 吸气，弯曲双膝，双手在膝下方十指交叉抱住双腿；呼气时将两大腿收近胸部。

3. 吸气，保持双膝弯曲，将双手交叉抱在胸前；呼气，放松，还原。

眼镜蛇扭转式

　　脾脏统领我们的血液，通过消化系统来造血。眼镜蛇扭转式模仿蛇的姿态，头部和躯干向上、向后挺起，让身体像蛇一样来回扭动，能够按摩腹部器官、柔软脊柱、净化消化系统和呼吸系统。消化系统功能增强了，脾脏功能也就更好了。

1. 俯卧，下巴点地，双腿并拢伸直，双手自然放于身体两侧。

2. 屈双肘，双手放在胸膛两侧，掌心向下。

3. 吸气，双臂用力撑起上半身，髋部不要离地，双肩放松。

4. 呼气，头和上半身向后右方扭转，眼睛看向脚后跟方向，手臂不要弯曲；吸气，回正身体；呼气，反方向再做一次。